U0237267

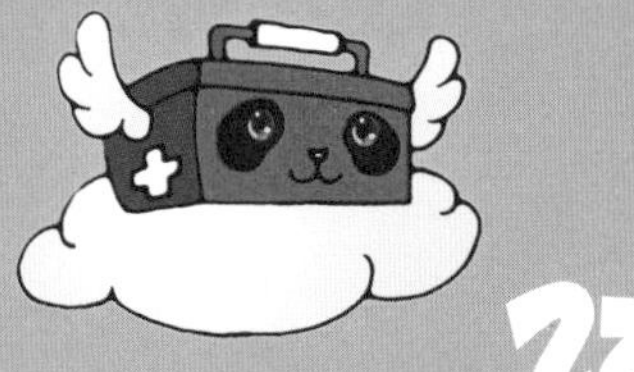

孩子，你需要学会急救

主　编

何顶秀　黄楷森

编　委（以姓氏笔画为序）

冯涖媛　刘　莹　刘小琴　麦　刚　杨南岚
何泽阳　张　芸　张　标　张静梅　姜　伟
姚　蓉　廖春燕　何泽阳

绘画制作

彭晓飞　马凌燕

摄　影

张诗豪　刘雨雯

模　特

黄悦淇　巫　金　姜岱松

人民卫生出版社

·北　京·

图书在版编目（CIP）数据

孩子，你需要学会急救 / 何顶秀，黄楷森主编．—
北京：人民卫生出版社，2021.9
ISBN 978-7-117-31759-7

Ⅰ. ①孩⋯ Ⅱ. ①何⋯ ②黄⋯ Ⅲ. ①急救 – 青少年
读物 Ⅳ. ①R459.7-49

中国版本图书馆 CIP 数据核字（2021）第 118836 号

孩子，你需要学会急救
Haizi, Ni Xuyao Xuehui Jijiu

主　　编　何顶秀　黄楷森
出版发行　人民卫生出版社（中继线 010-59780011）
地　　址　北京市朝阳区潘家园南里 19 号
邮　　编　100021
印　　刷　北京盛通印刷股份有限公司
经　　销　新华书店
开　　本　787 × 1092　1/16　印张：14
字　　数　179 千字
版　　次　2021 年 9 月第 1 版
印　　次　2021 年 10 月第 1 次印刷
标准书号　ISBN 978-7-117-31759-7
定　　价　69.00 元

E - mail　pmph @ pmph.com
购书热线　010-59787592　010-59787584　010-65264830
打击盗版举报电话：010-59787491　E-mail：WQ @ pmph.com
质量问题联系电话：010-59787234　E-mail：zhiliang @ pmph.com

序一

多年来，儿童伤害一直没有引起各方足够的重视。儿童正处于生理、心理和智力的发育阶段，好奇、爱动，身心发育尚不成熟，也缺乏必要的自我保护能力和意识，是在交通事故等各种事故中最容易遭受损伤的群体之一。看到德阳市人民医院何顶秀医师撰写的《孩子，你需要学会急救》的书稿，深感何医师对儿童的关爱之心，于是欣然应邀作序。

据世界卫生组织发布的《世界预防儿童伤害报告》，儿童伤害是一个日益加剧的全球性公共卫生问题。2004 年，大约 95 万 18 岁以下的儿童死于伤害，主要伤害形式是道路交通事故、溺水、跌倒或中毒。该报告的总目标是在全球范围内提高人们对儿童伤害严重性、危险因素以及影响的认识；使人们注重儿童伤害的可预防性，并且分享有效的干预策略和经验；推荐可在所有国家实施且能够有效降低儿童伤害发生率的办法。

由于儿童的特殊性，我们不能简单照搬成人意外伤害的预防策略和技术。《孩子，你需要学会急救》一书，图文并茂，是何医师团队多年来关注儿童急救的经验总结，内容涉及急救基本功、气道异物急救、心肺复苏术、创伤急救、疾病急救、意外伤害急救、灾难逃生 7 个部分。

需要强调的是，儿童生活在一个为成人设计的世界里，会更容易受到伤害。要通过制定和实施法律法规、产品改良、环境改良、支持性家庭访问、推广安全设施、教育和传授儿童急救技能等，来预防和减少儿童伤害的发生。关爱儿童，使其免受伤害；帮助儿童，在需要时及时、恰当地施救，是全社会的责任。在灾难或意外发生时，儿童是首要被救援的人群，不能提倡和要求儿童参与任何有危险的救援。

儿童是祖国的未来，也是民族的希望。希望本书的出版，能帮助儿童在灾难和意外发生时能减轻其可能受到的伤害，或在伤害发生后可改善其后果。

中国人民解放军陆军军医大学教授、博导

中国医师协会创伤外科医师分会名誉会长

张连阳

2021 年 6 月于重庆

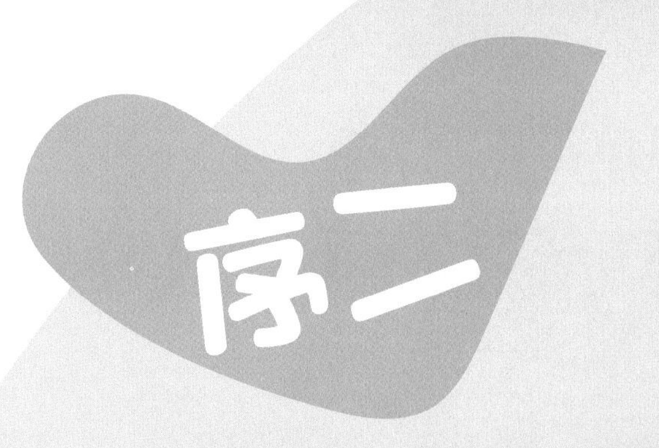

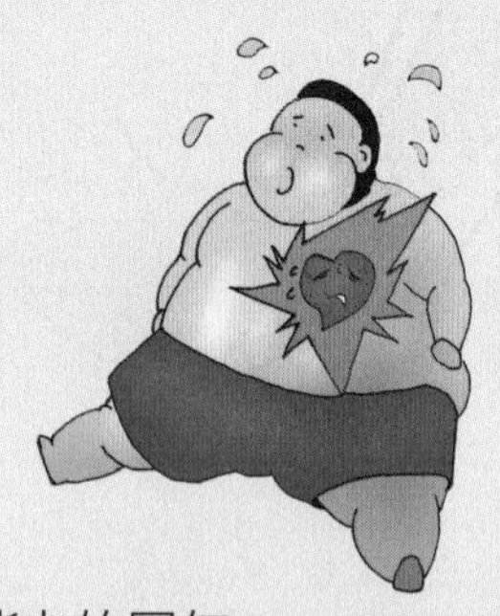

一群热爱公益、懂得急救、希望提升中小学生急救能力的同仁，沿着科学的方向，经过近一年的艰苦创作，《孩子，你需要学会急救》终于问世了。

急救，即紧急救治，是指当有任何意外或突发疾病发生时，施救者在医护人员到达前，按医学护理的原则，利用现场的适用物品临时及适当地为伤病者进行的初步救援及护理，然后从速送往医院。《孩子，你需要学会急救》一书主要针对中小学生而编著，其优点非常明显：一是“生活全覆盖”，7 个部分共计 45 个急救专题，涵盖了日常生活中容易出现“险情”的方方面面，可以说源自生活又高于生活；二是“灵活易接受”，本书跳出枯燥的纯文字叙述形式，图文结合，向中小学生们传授日常生活中所需的急救技能，并在传授知识的过程中，契合中小学生的年龄特点；三是理论与“实践”相结合，40 多个专题，除部分无法模拟现场环境外，其余的都是参与式学习，可以让学生在“实际操作”中获得本领；四是“真人”演示，在成书过程中，“真人”模特的加入，也给本书再添特色。

“简约”却不“简单”的《孩子，你需要学会急救》，是一本及时又颇具社会价值的科普图书。它的出现，让作为“社会人”的中小学生，在开拓视野的同时，思考“我”与“社会”之间的关系；它的出现，让中小学教育工作者意识到，学校不仅仅要“传道、授业、解惑”，更重要的是要培养“全面发展的人”，培养集“知识”与“实践能力”于一身的人；它的出现，能让更多的人在紧急情况下伸出援助之手，给他人带去更多的希望，让社会多一分和谐，多一分温暖。

四川大学华西医院呼吸科主任
中华医学会呼吸病学分会呼吸危重症学组组长
梁宗安
国家健康科普专家库成员
2021 年 7 月

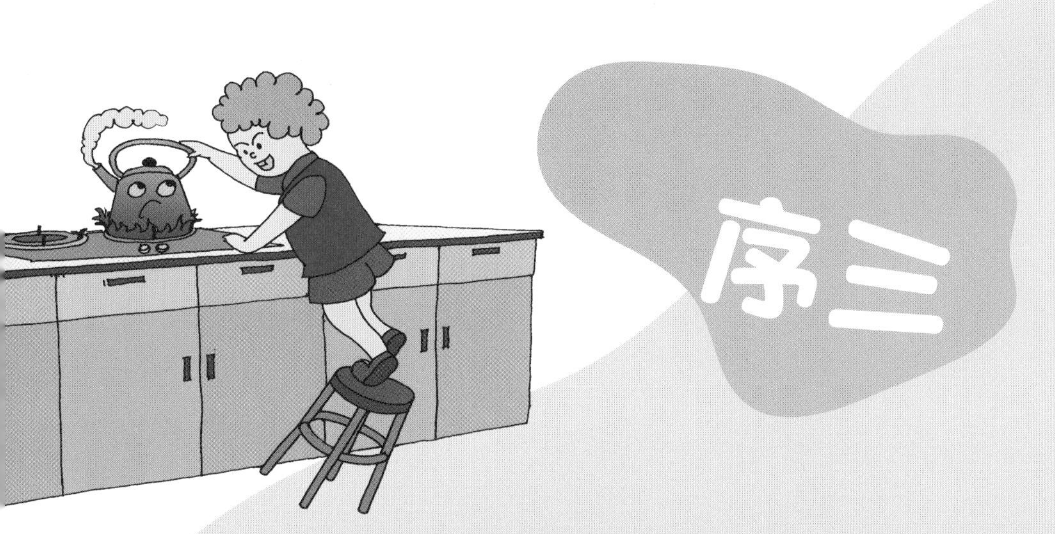

序三

我在急救培训和急救普及的路上认识了很多朋友，机缘巧合，让我在四川省德阳市人民医院认识了不少急诊科的医务工作者，其中给我留下深刻印象的就是何顶秀医师。因为第一次见面，她就送给了我几本他们之前出版的急救科普读物。

做急救科普是比较难的，因为要把专业的急救知识用大众能够理解的话讲出来。另外，急救普及在当今中国也尚在起步阶段，很多老百姓还处于“急救是医务人员应该做的”认知状态下。坚持急救科普难能可贵。

前不久，何主任又把团队近几年来在中小学校中推广普及的“雏鹰行动”的经验总结成册发给了我，希望我能给些意见和建议。实话实说，给孩子们做急救普及难度更大。孩子不是小一号的成人，要让孩子们掌握急救知识和技能，就必须懂得因材施教。打开书稿一看，果不其然，“雏鹰行动”把急救知识和技能进行了分层，针对不同年龄段的孩子教授不同的急救知识和技能。

如果你也想对孩子们开展急救科普教育，认真阅读这本用实践经验总结出来的急救科普读物吧，一定大有裨益。

急救科普人

张元春

2021 年 8 月

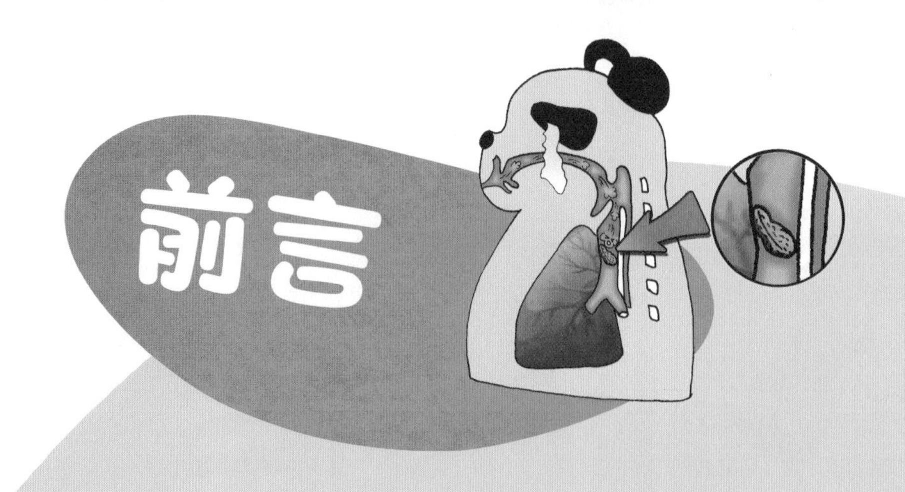

前言

我是一名急诊科医师，工作中每天都会遇到各种危急情况，其中有很多危险本可避免，却最终成为令人痛心的悲剧。

姐姐喂花生给弟弟吃，弟弟被花生卡住后，妈妈用手去抠卡在儿子喉咙里的花生，却直到发现孩子越来越不对劲才急忙送医，等到了医院，儿子早已没有了呼吸。

一名高中生被送到医院时面色苍白，原因竟然是手臂划伤后不知道该怎样止血。

一个小男孩从学校被送到急诊科，脸上流血不止，原因是因为小男孩平常有咬笔的习惯，当天一不小心，铅笔头就扎到了脸上。

每当目睹这些，作为急诊科医师，我意识到我们应该做点什么，但却又不知道该以何种方式、通过何种载体去普及这些最基本的急救常识。

2015 年，我在以色列希勒雅法医院急诊科学习期间，碰着多位青少年会协同救护车一起出诊，处理患者。在参与实践中，他们获得了更多的急救常识，并提升了自己应对紧急情况的能力。我想，我们也可以给国内的孩子们做系统的参与式的急救培训。回国后，2016 年 10 月 10 日，我们成立了“雏鹰志愿服务队”，走进校园，给孩子们讲授急救科普知识，并将这些工作经验整理、总结为《急救小专家成长记》系列图书。

在这期间，我们也遇到一些问题，一是青少年学习能力、接受能力不同，不同年龄的孩子应该培训哪些内容？二是“填鸭式”的培训效果并不好，比如不能只讲切菜刀不能玩，而是要去探索切菜会不会把手切破？如果不愿意把手切破，怎么办？三是志愿队人员有限，如何让更多的人加入我们来传播急救知识，从而让更多的孩子获益。

自 2017 年年底开始，我们走进校园，对从小学一年级到高中三年级的 12 个年级的学生进行调查、分析和培训。经过百余场有目的、有针对性的探索培训，我们积累了大量的实践经验。可以说，这本书是对这几年一系列“雏鹰青少年急救课堂培训”的总结。它不仅可用于青少年及广大公众急救知识的学习，也可以用于指导医护人员、校医、教师、家长设计现场培训活动。

一本书、无数节课、多个应用场景，完整的急救体系。

一幅画、无数细节、多种急救常识，易学的急救技能。

感谢您打开并能与家人一起阅读这本书，希望您能从中获益。

在“雏鹰志愿服务队”的活动和本书的出版过程中，得到了许多老师和朋友们的支持，在此感谢陆军军医大学大坪医院张连阳教授、成都大学附属医院梁隆斌教授、李远建教授给予的指导，感谢导师梁宗安教授对我的培养，感谢四川建筑职业技术学院彭晓飞和马凌燕老师对图片设计制作的支持，感谢张诗豪、刘雨雯对拍摄工作的支持，感谢富顺第一中学校张静梅和富顺县教育局及体育局何泽阳先生对书稿的整理，感谢巫金、我的女儿黄悦淇担任动作示范，感谢 50 名热心的公众帮忙阅读初稿并提出了宝贵的意见和建议，还要感谢我亲爱的搭档黄楷森老师同我一起完成书籍编著和培训。

《孩子，你需要学会急救》，有料又有趣！

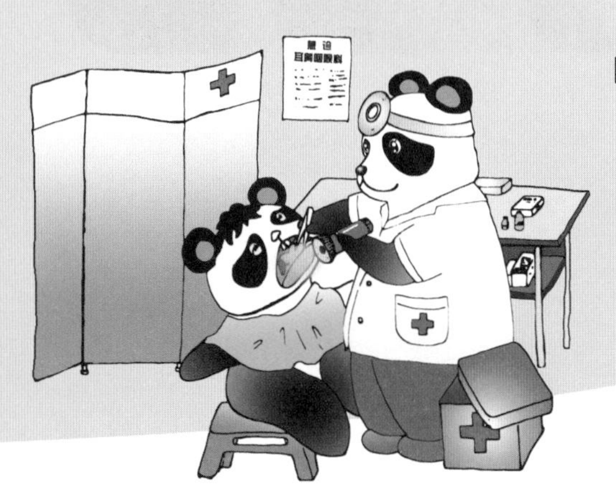

四川省德阳市人民医院急诊科副主任

何顶秀

2021 年 9 月

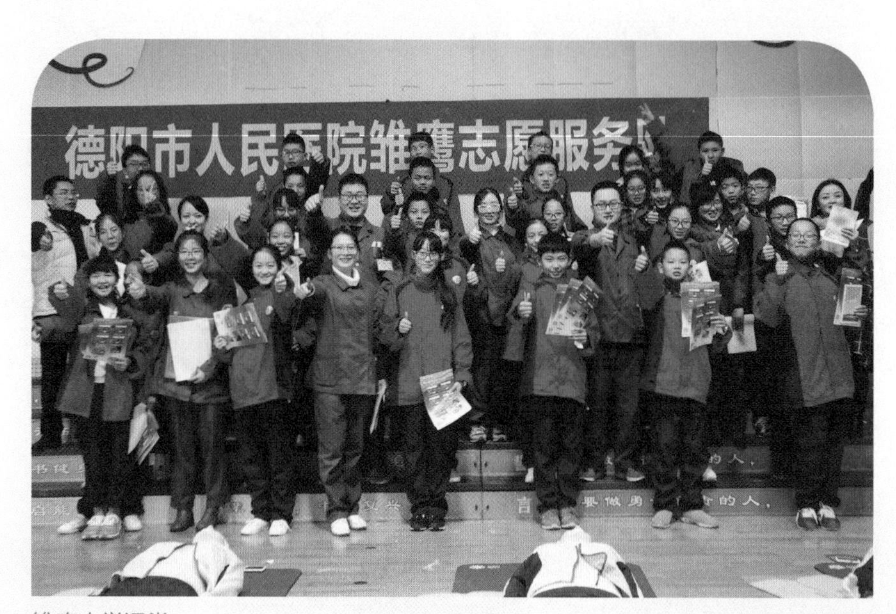

雏鹰中学课堂

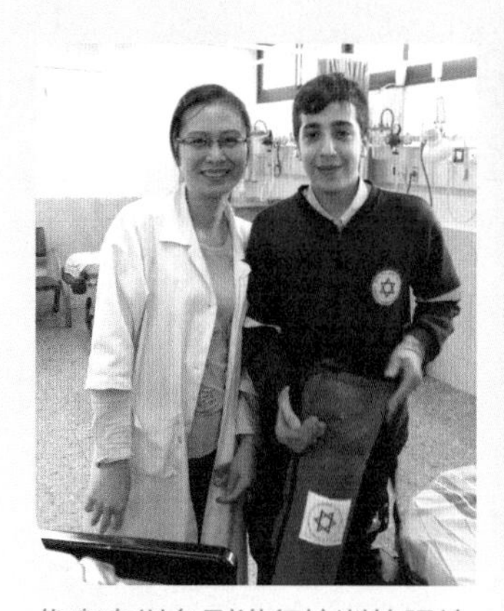
作者在以色列进行培训的照片

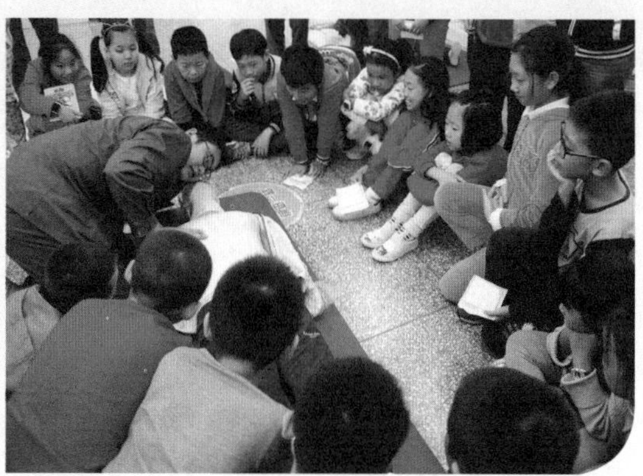
心肺复苏培训

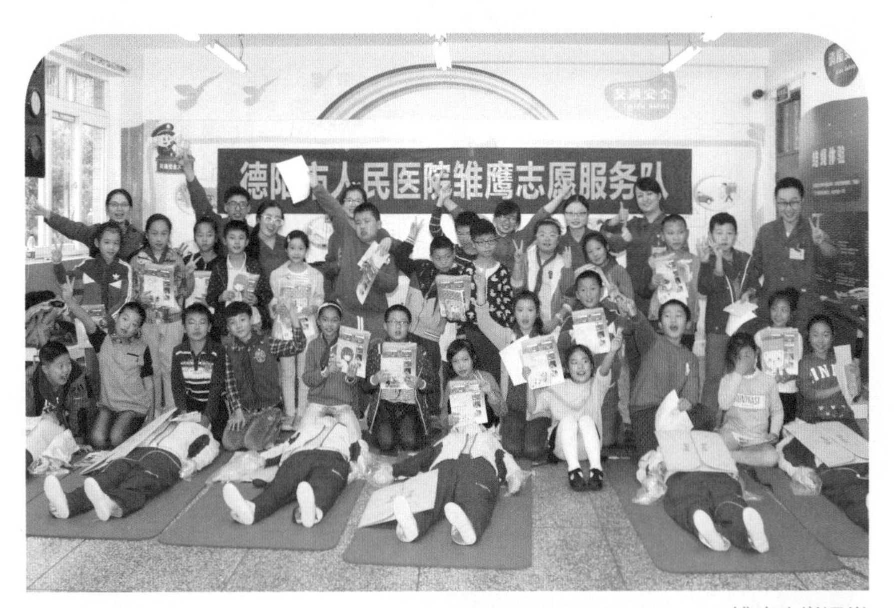

雏鹰小学课堂

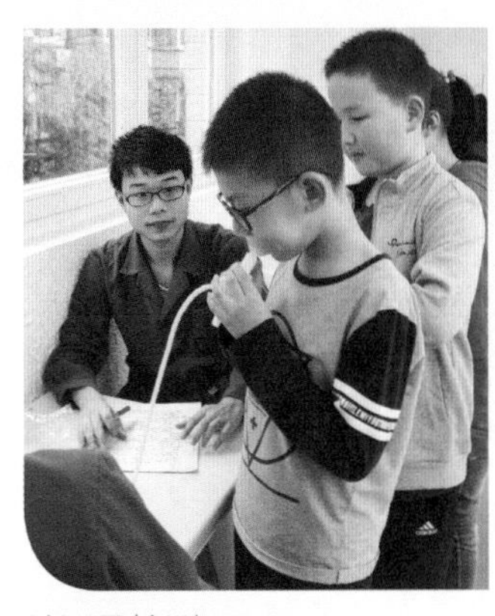

肺活量检测

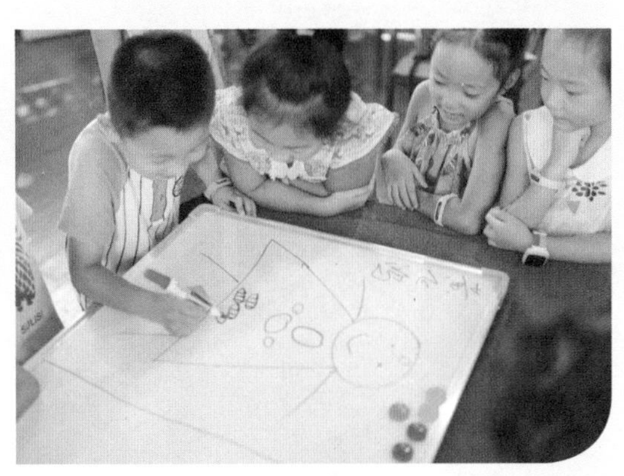

雏鹰亲子课堂

目录

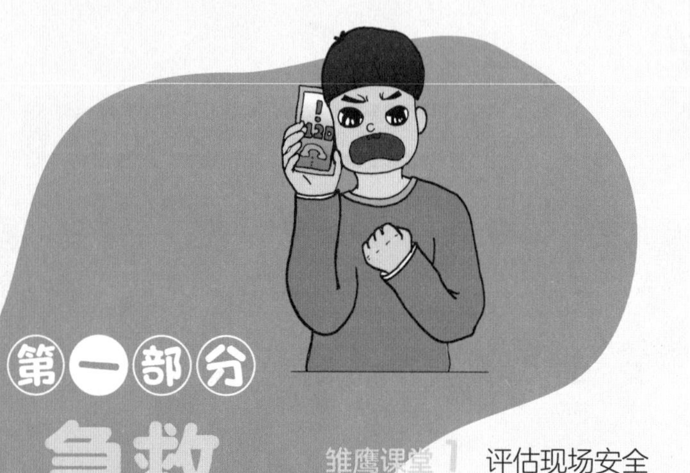

第一部分 急救基本功

第二部分 气道异物急救

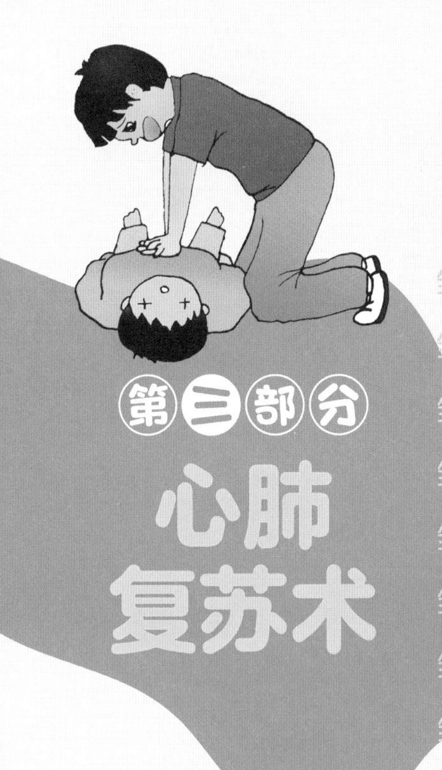

第三部分 心肺复苏术

第四部分 创伤急救

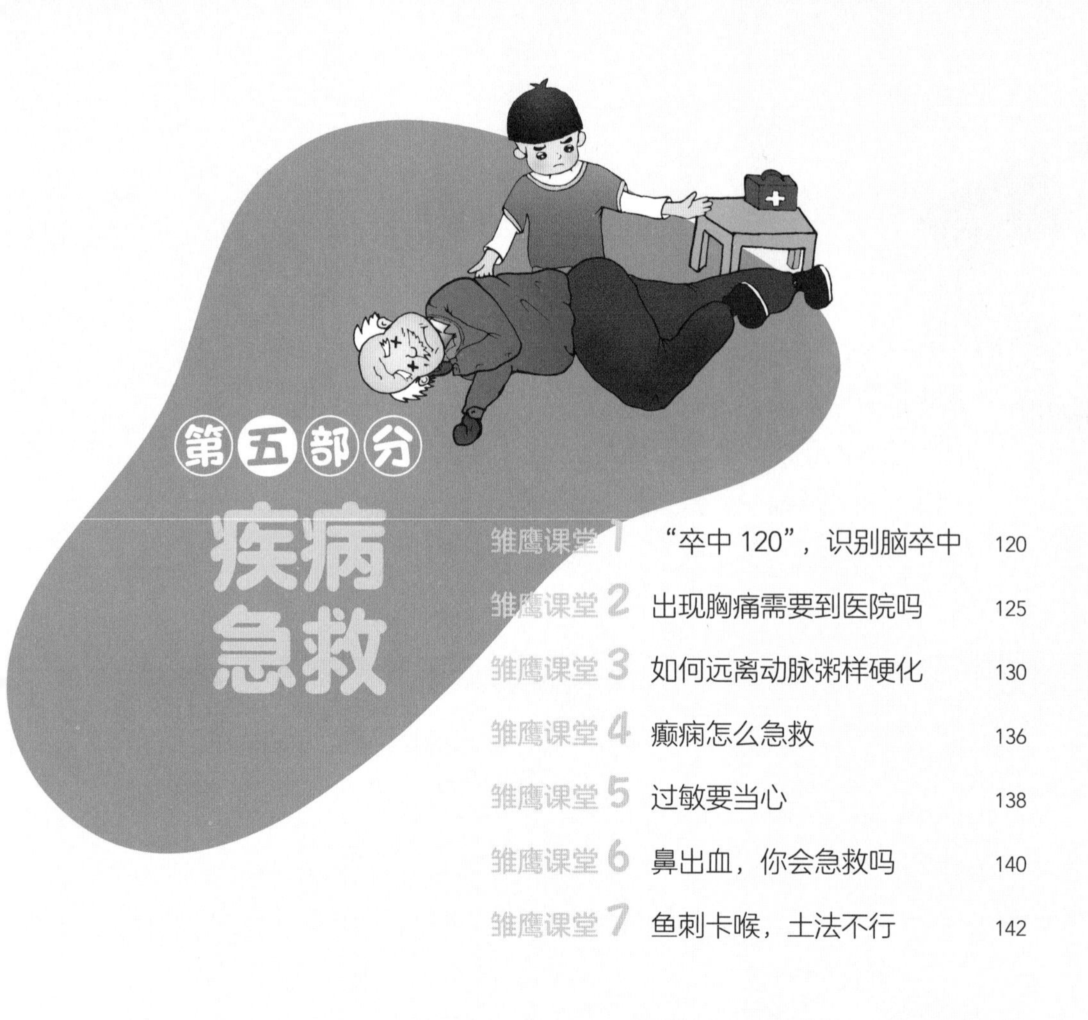

第五部分 疾病急救

第六部分 意外伤害急救

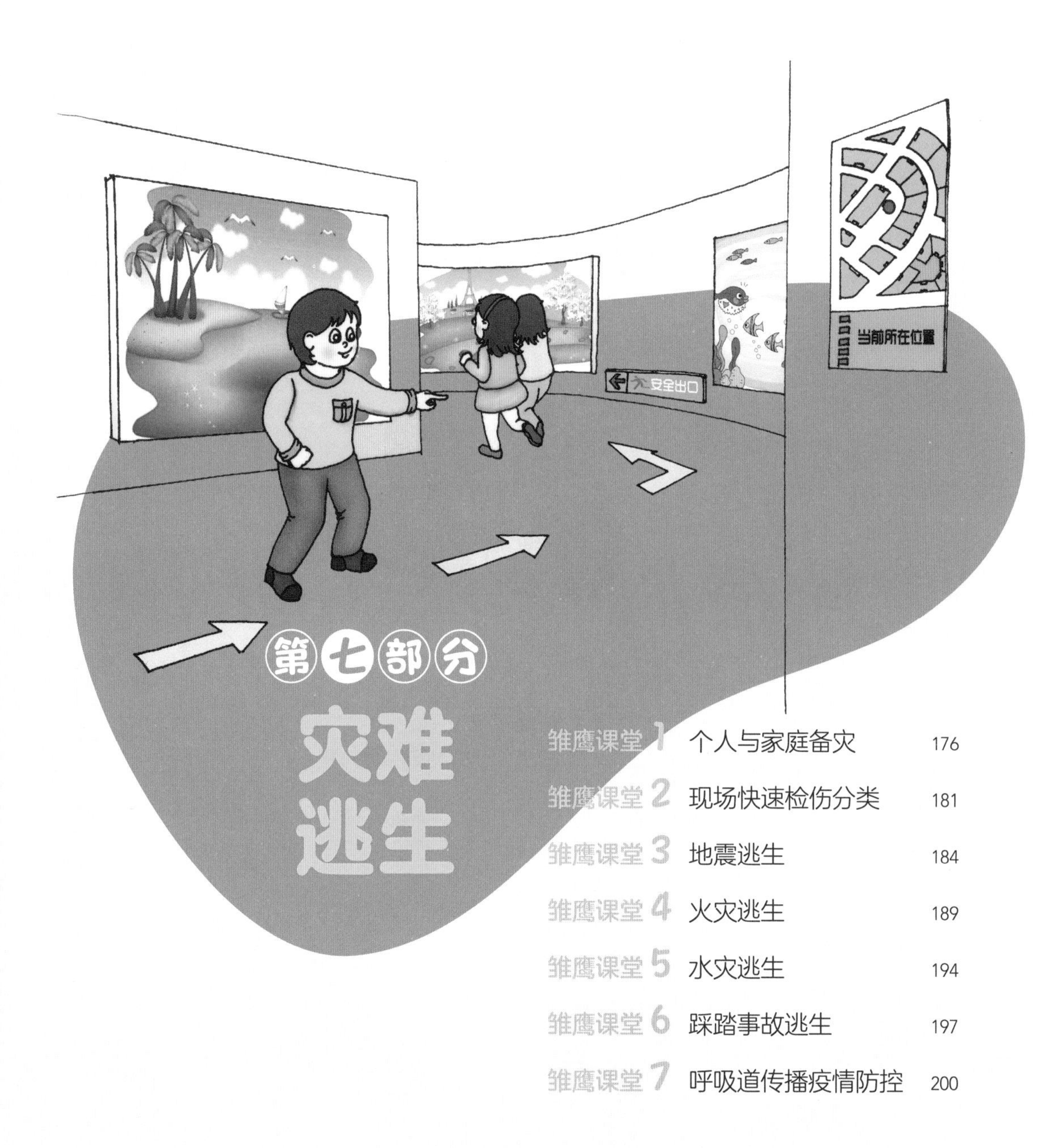

第七部分 灾难逃生

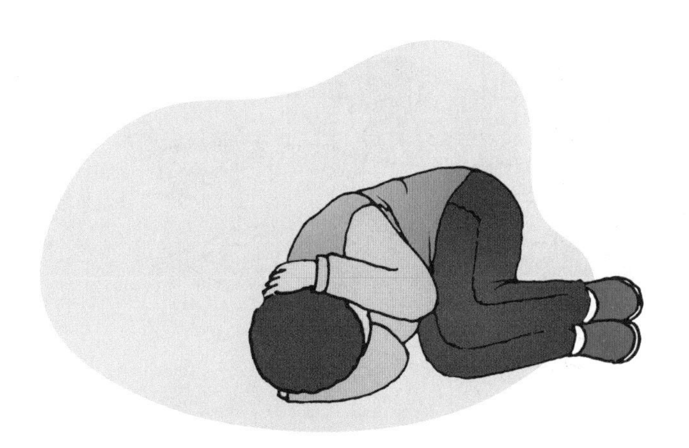

编者的话

我们需要急救

学习目标 ▶	激发青少年对急救知识普及的重视 了解现场急救的重要性
建议适用人群 ▶	青少年
建议讲授方法 ▶	案例分享

1. 现场急救

现场急救指人们在遇到意外伤害或急危重症时，在医护人员未到达现场前，公众利用现场的人力、物力，对患者实施的初步救助。

2. 急救措施

在现场为急性疾病患者或伤者采取及时的救助方法，甚至可以是一个简单的行动，如协助拨打急救电话。

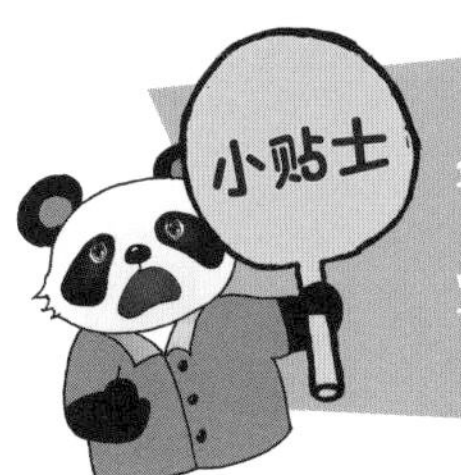

每个人都可以做到，但是你需要通过学习掌握正确的急救措施才可以哦！

3. 急救现场需要公众

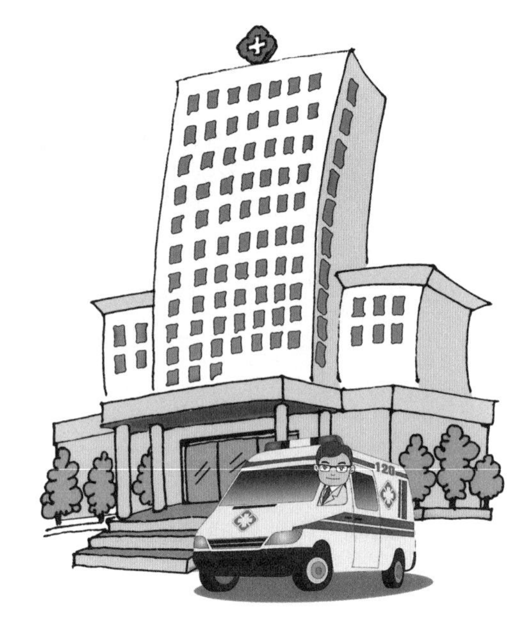

急救救护车

大约 70% 的急症发生在家庭，患者家属通常为第一目击者和第一救助者。例如，患者心脏骤停 4 ~6 分钟后就会出现大脑的不可逆损害，50% 的意外伤害死亡会出现在伤后 60 分钟内。

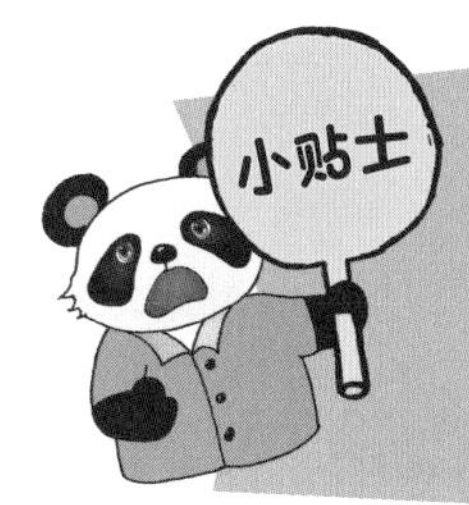

大脑出现不可逆损害时，患者可以表现为不认识人、不能自如地活动肢体、生活不能自理，甚至成为植物人，发生脑死亡。

在等待救护车到达现场的过程中，许多鲜活的生命错过了“黄金抢救时间”，沉重的生命代价换来的教训启示我们，了解和掌握必要的急救知识与技能对尽可能地减轻伤害、挽救生命尤为重要，懂得急救能够最大程度地减少伤亡。

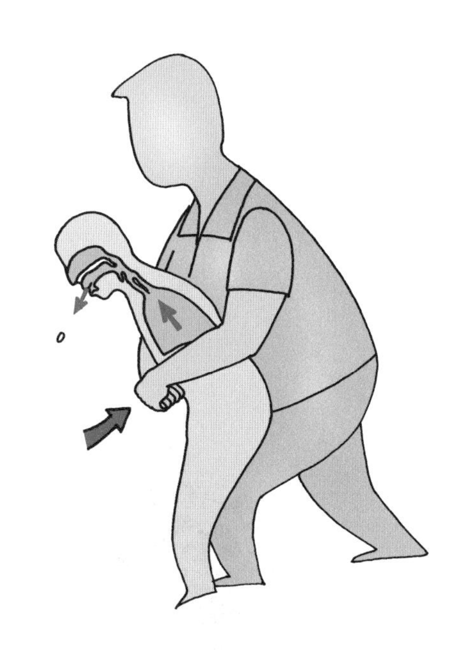

4. 案例分享

案例 1：姐姐喂 1 岁的弟弟吃花生，花生卡住了弟弟的喉咙，妈妈发现后，立即用手去儿子的嘴里掏，反而使花生卡得更深，送到急诊科时，孩子已经没有了呼吸和心跳。

处理方案：请参照“婴幼儿气道异物急救”一文。

案例 2：一位既往有高血压病史的中年人，一天早上起床时感觉右手麻木，他没有在意，又上床睡了几个小时，却错过了最佳的溶栓、恢复肢体血运的时间。

处理方案：请参照““卒中 120”，发现脑卒中”一文。

案例 3：一次我们到农村出诊，驾驶急救车翻山越岭 30 分钟赶到现场，发现院落的地上趴着一位年轻人，身体周围的地面全是血，家属说伤者半个多小时前不小心从房顶摔下。我们检查之后，发现其右侧股动脉处插着一块玻璃渣，患者已无心跳。

处理方案：请参照“止血——创伤急救第一要素”一文。

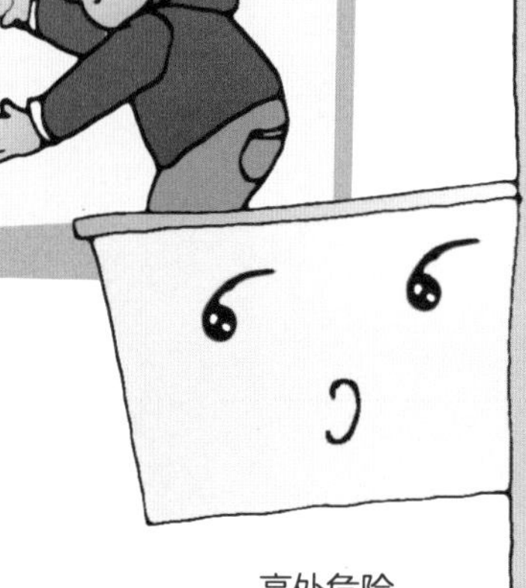

高处危险

每次我讲到第 3 个案例时，总有人会说：“家属应该把伤者翻过来，把出血的地方压住”。但是伤者的母亲看到他全身是血，不敢动他，只能拨打急救电话求助。还有很多人会说：“有车的话，应该立即送伤者到医院去。”而我的回答是：“高处坠落受伤可能是多发伤。如果对伤情分辨不清，是不可以随便搬动的，如果坠落导致颈椎骨折，随意搬动的话，轻则导致伤者瘫痪，重则可致伤者当场死亡。”有没有第 3 种方案呢？那就是学习和掌握急救技能，采取合适的方法进行初步急救，再等待急救医生进行专业抢救，这样可以最大限度地挽救伤者的生命。

5. 议一议

每个人都会或多或少遇到一些意外事件，请将你看到的或者经历的故事分享出来，大家一起学习、讨论急救的重要性

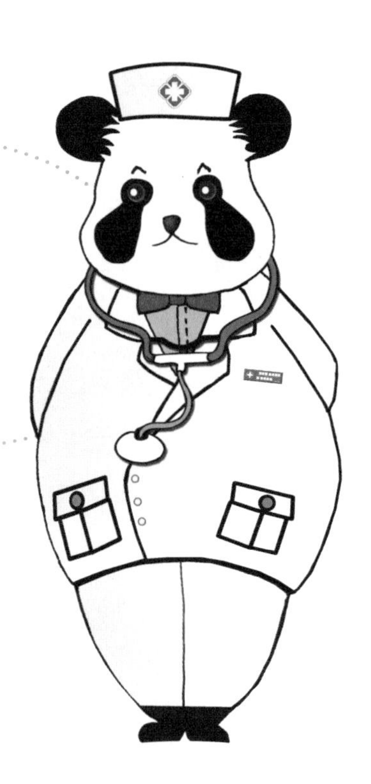

第一部分

急救基本功

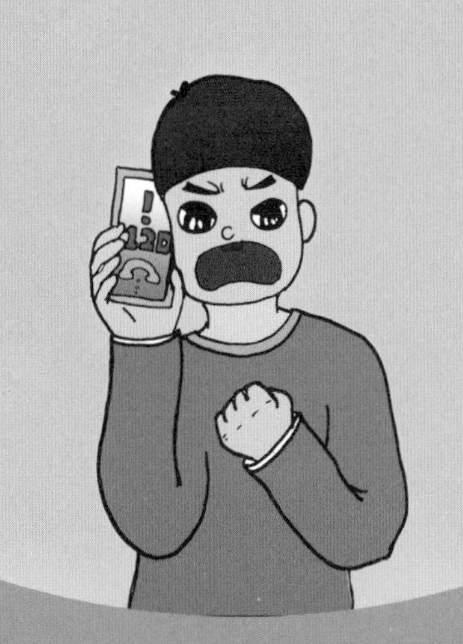

雏鹰课堂 1

评估现场安全

学习目标	识别危险 保证救助者安全
建议适用人群	全体，尤其适用于青少年人群
建议讲授方法	情景教学

一、现场安全

1. 现场安全内容

确保现场安全是实施急救的前提。现场安全包括环境安全、患者安全、施救者安全和周围群众安全。

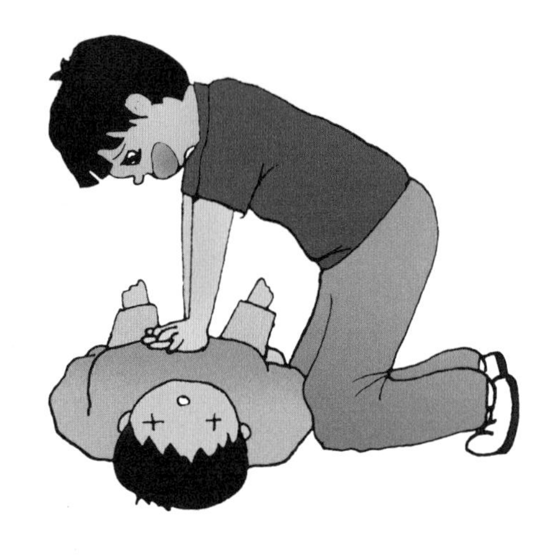

2. 现场安全评估

避免在救助过程中造成自身受伤，或受助者再次受伤。其中，青少年、儿童是弱势群体，属于被保护的对象，保障自身安全更为重要。

3. 何时评估现场安全

救援者进入灾害现场前，就需要对自身安全和环境安全等进行整体评估。

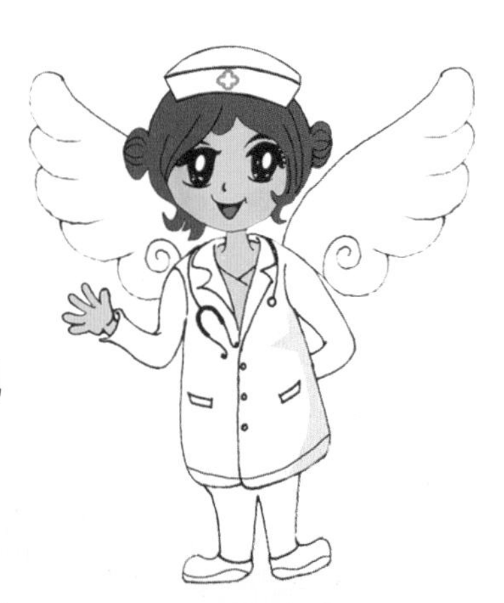

4. 如何评估现场安全

救援者需依靠实地感受、眼睛观察、耳朵听声、鼻子闻味等，对异常情况进行判断。常见情况包括以下几种。

（1）车祸现场，需要注意周围经过的车辆可能会对伤者和救援者造成二次伤害，若有必要需要转移伤者以保证救援者的安全；检查汽车的手刹是否拉起，受损汽车是否流出汽油。

（2）当发现家人昏迷时，需要观察周围是否为密闭空间，有无异味，有没有烤火或者使用天然气等。如果有，则需要考虑煤气中毒。这时，须先屏住呼吸或用湿毛巾捂鼻再进入屋内打开窗户，视情况把受助者转移到屋外，再呼救。

（3）当遭遇山体滑坡或者暴雨导致房屋受损时，则需要评估周围的建筑物是否稳固，不稳固的建筑物可能会倒塌。评估漏电的现场电源是否切断。

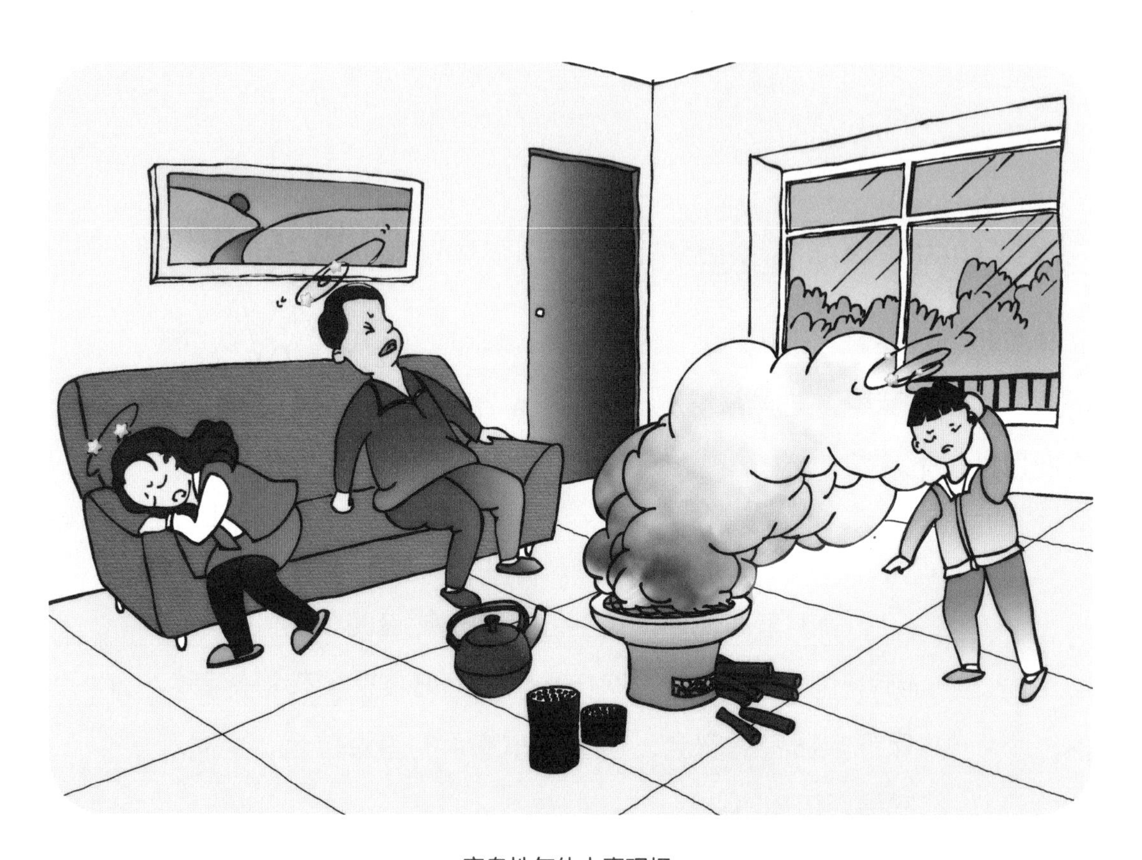

窒息性气体中毒现场

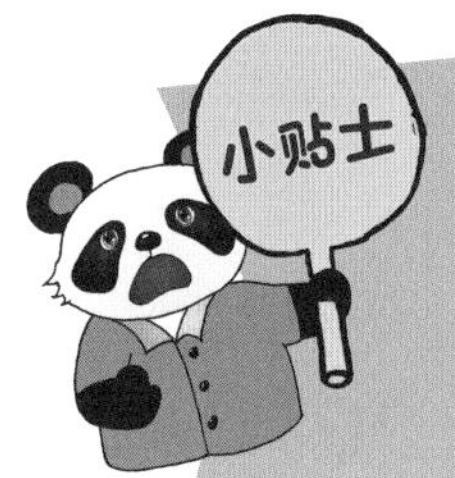

青少年不应是主要的急救人员（尤其要学会远离危险，以及及时呼叫救援、自救），所以在事故现场，**最好保持安全距离**，不安全的现场不进入、不围观。

5. 安全标志识别

安全标志由几何形状、安全色和图形符号构成，用以表达特定的安全信息。危险化学品可简单分为易燃易爆类、易制爆类、易制毒类、剧毒类化学品及 XZ 化学品。

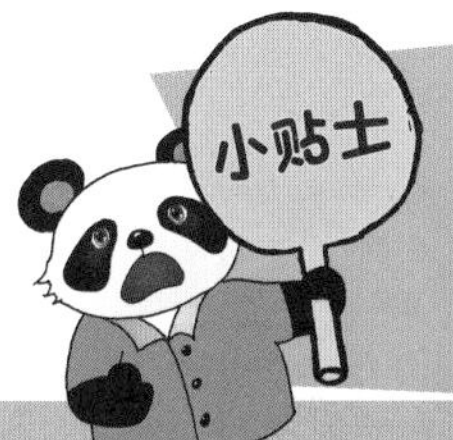

XZ 化学品指有强烈毒性的化学品，比剧毒化学品毒性更强，有一定的扩散性，如氰化物。

常见标志及含义

几何形状	颜色	含义	举例
带斜杠的圆形	红色	禁止	禁止燃火 禁止吸烟
圆形	蓝色	指令	必须穿防护服 必须系安全带
等边三角形	黄色	警告	当心爆炸品 当心感染性物品
正方形	绿色	安全	紧急出口 避险处
正方形	红色	消防设施	火警电话 灭火器

二、场景测试

1. 以下安全标志，你都认识吗？请把危险化学品标志圈出来，并试着说一下它的含义。

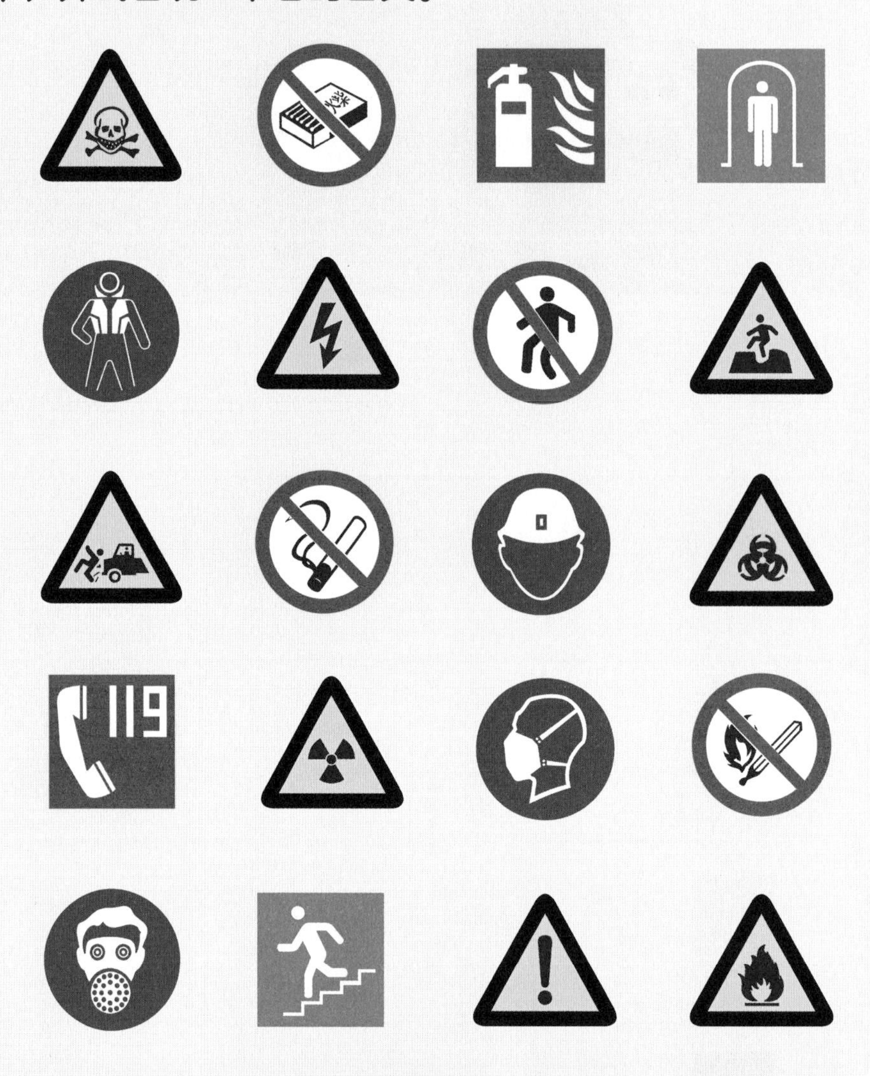

标志图

2. 2015 年，某化学公司仓库发生火灾，如果你住在附近，你认为自己可以去参加救援吗？你应该怎么办？如果你到了现场，看见了危险化学品标志，又该怎么办呢？

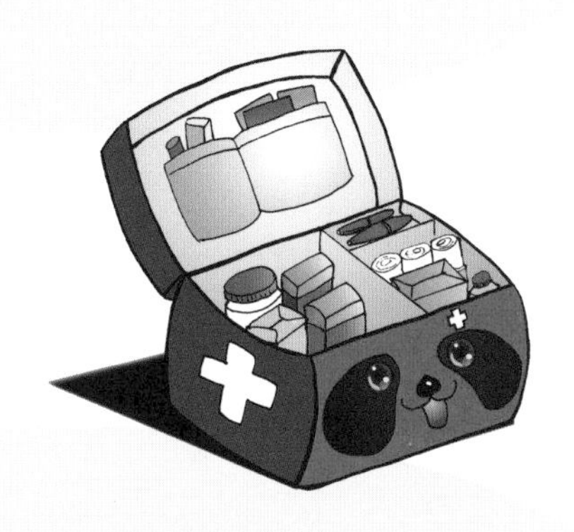

3. 2019 年，大新镇三合村的村民去自家地窖取红薯，进入地窖后再无回应，其女儿、女婿立即下地窖去救他，请问他们这样做对不对？事件的最终结果为 3 人均死亡。如果你在现场会进地窖救人吗？你应该怎么办呢？

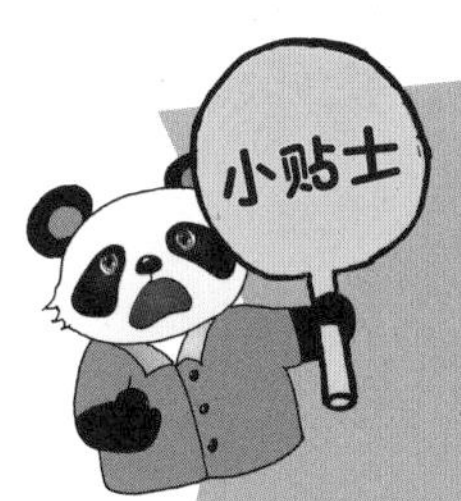

当我们认识到有些危险的环境是不能进入的，如果遇到相关事故，我们应该怎么办呢？请接着往后学习。

雏鹰课堂 2

做好自我防护

学习目标	保证救助者安全 掌握正确穿脱手套的方法
建议适用人群	全体，尤其强调青少年
建议讲授方法	实践教学

1. 现场急救中的自我防护

现场急救过程中，我们可能接触到受助者的血液、体液、分泌物、排泄物，或者环境中存在的有毒化学物质。为降低被感染或中毒风险，急救者必须根据现场环境做好个人防护措施。

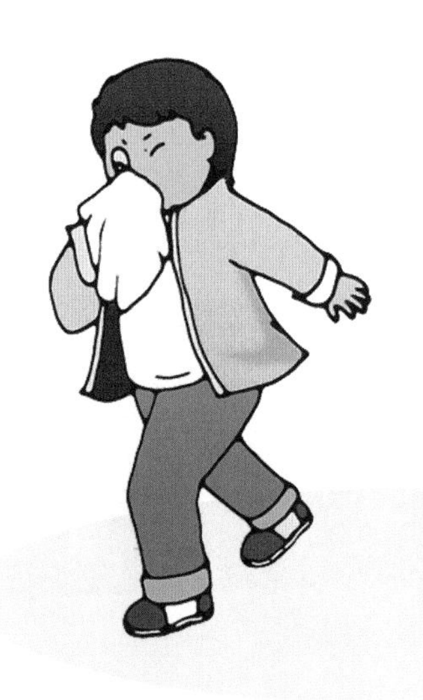

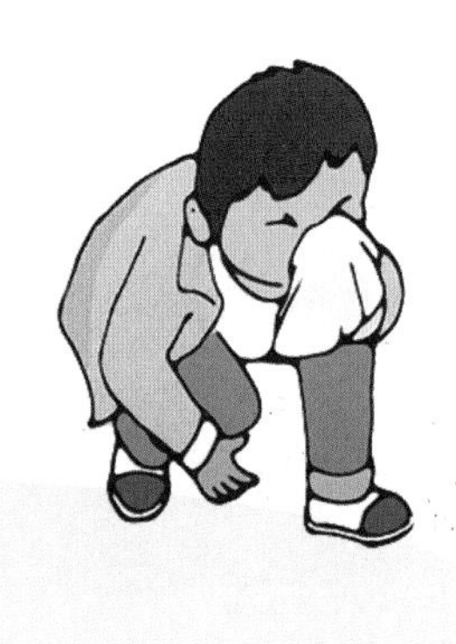

2. 自我防护装备和措施

防护措施包括穿戴防护服、防护帽、护目镜、口罩、手套、耐化学防穿刺的鞋 / 靴等。在大多数现场急救中，救助者应避免用手直接接触受助者的血液、体液、分泌物、排泄物，需要戴好手套再行处理。经呼吸道传播疾病防护请见第七部分“灾难逃生”中的“呼吸道传播疫情防控”一节。

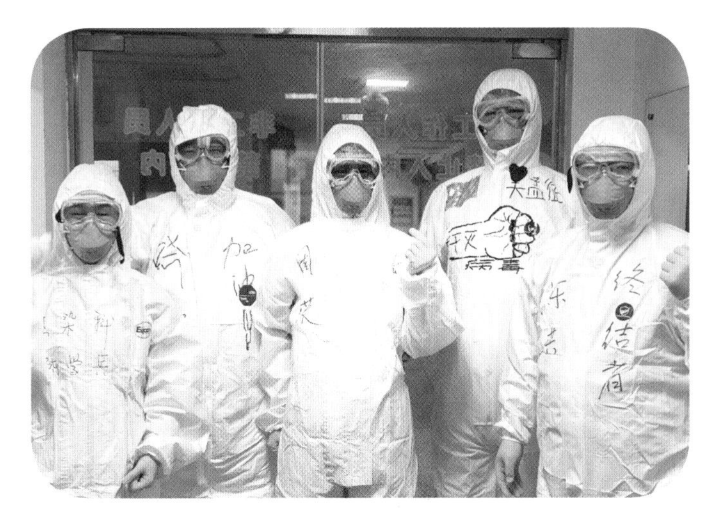

防护服

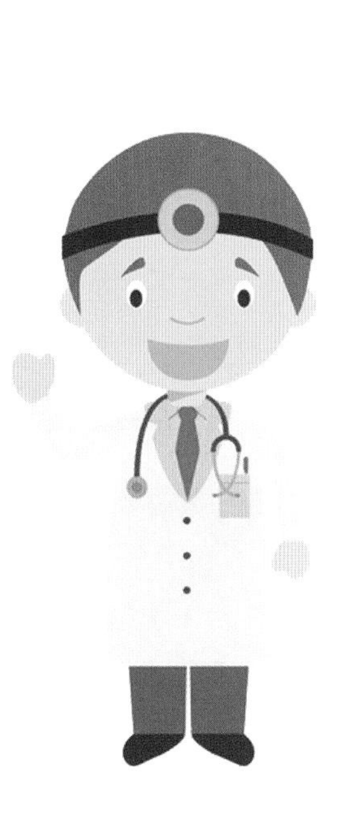

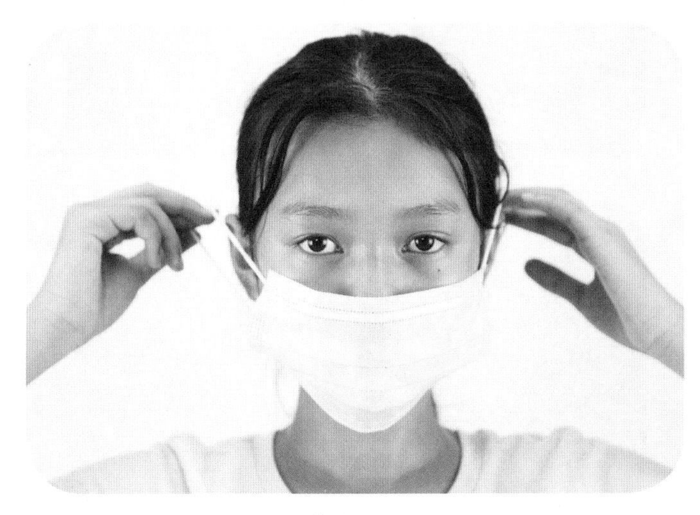

外科口罩

3. 脱手套的重要性

救护过程中，脱手套比穿戴手套更重要。因为穿戴的手套都是干净的，而使用过的手套则已被污染，救助者要避免被手套外层的污染物所污染。

4. 掌握脱手套的方法

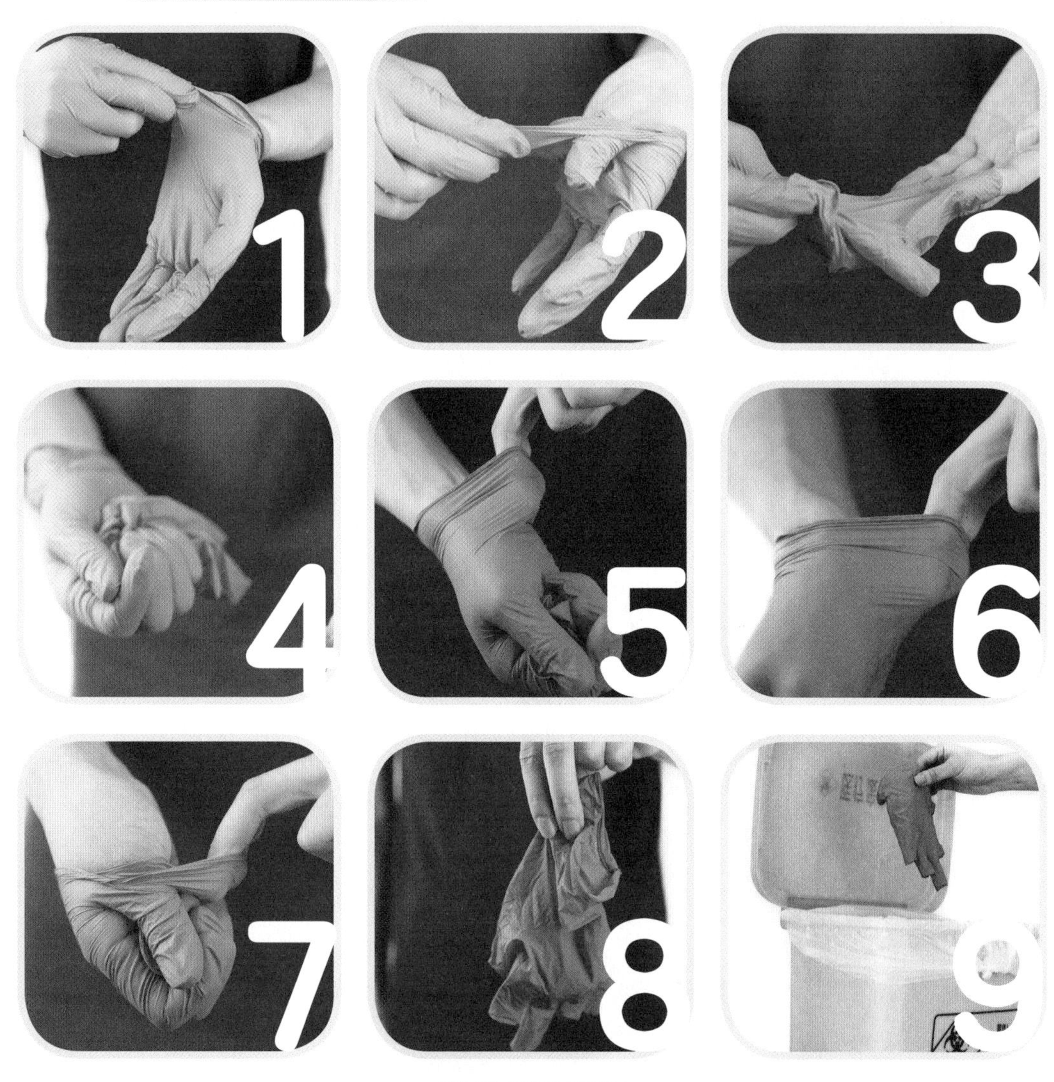

脱手套步骤示意图

（1）用惯用手抓住另一只手手套袖口掌侧的外部，将另一只手上的手套扯掉，并在惯用手中揉成团。

（2）将取下手套手的两根手指伸进惯用手手套的袖口，在不碰到手腕的情况下剥开手套，反过来包住之前取下的一只手套。

（3）将手套扔进专用医疗垃圾口袋，如果没有，则需要临时装入一个塑料袋中。

（4）脱去手套后，应立即用肥皂和大量的流动水彻底洗手。

5. 实践教学：学会手套的穿脱。

脱手套的过程中你的手接触手套外层了吗?

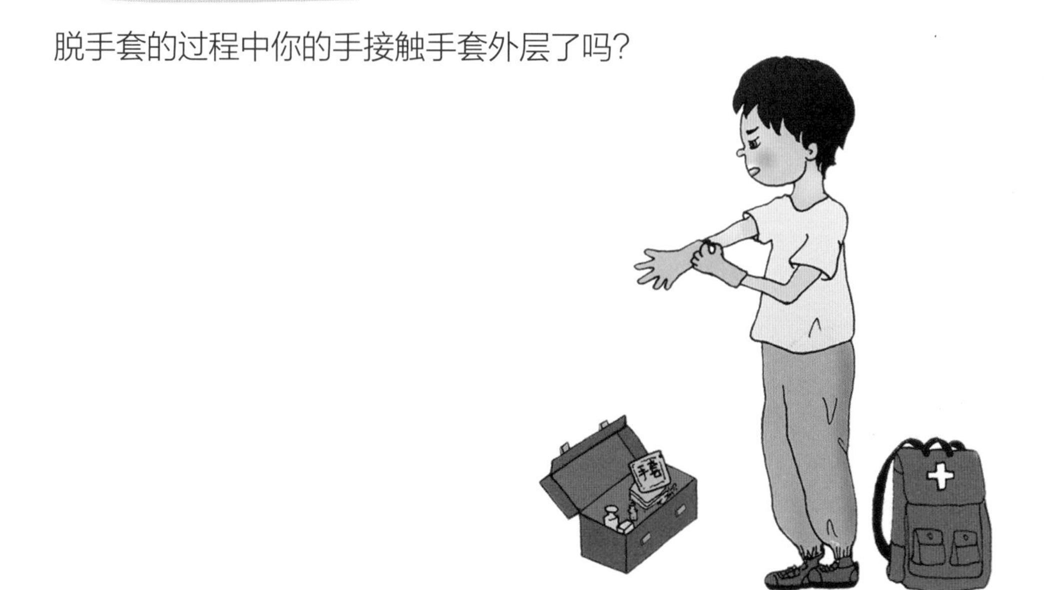

雏鹰课堂

3 正确拨打急救电话

学习目标	紧急情况下呼救 急救电话的正确使用
建议适用人群	全体
建议讲授方法	实践教学

一、急救系统

1. 我国的急救电话

紧急情况下，要知道向谁求助，根据不同的情况，拨打相应部门的电话求救。

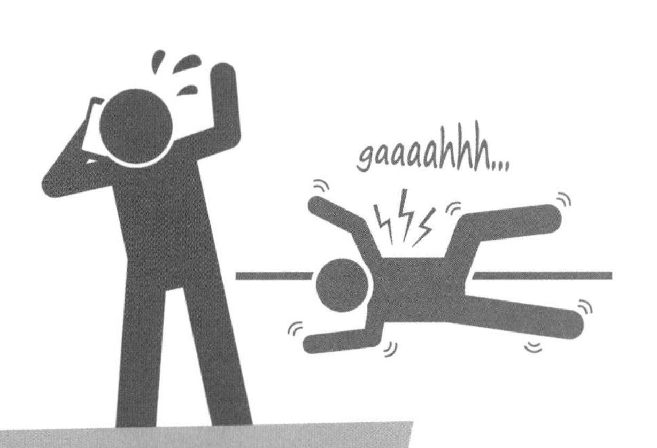

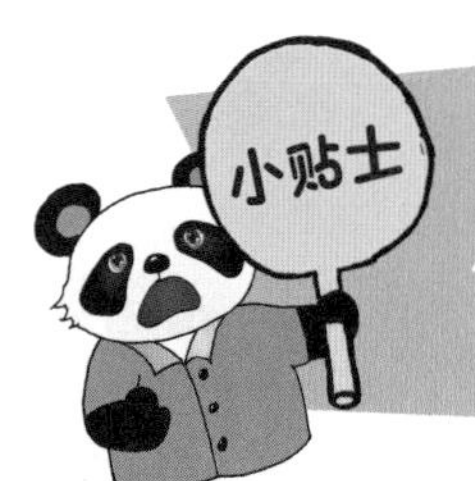

急救电话是公共资源，请不要随意拨打。

急救电话	急救部门	急救事项
110	警察部门	影响公共安全，如斗殴、抢劫、强奸或者受伤
119	消防部门	火灾及抢险，如火情、溺水、坠楼、自杀
120	医疗部门	生病、受伤
122	交通部门	交通事故

Table title: 中国常用急救电话

2. 120 紧急医疗救援服务

每个国家和城市都有紧急医疗救援服务体系（emergency medical services system，EMSS），以便患者在救援现场和送医途中得到医疗救治。中国使用 120 作为紧急医疗救援服务电话。

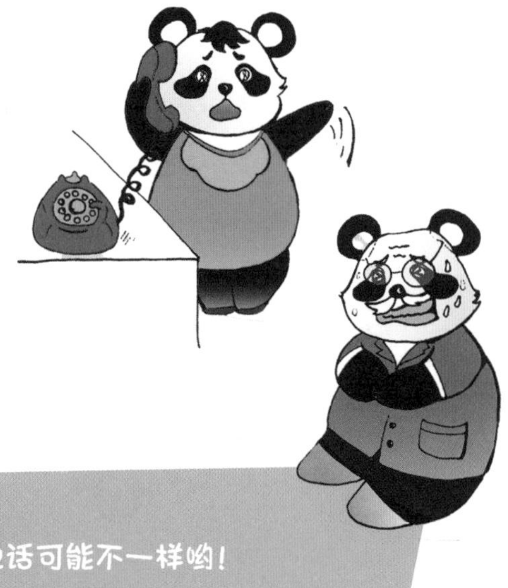

小贴士

每个国家和地区的急救电话可能不一样哟！

3. 哪些情况需拨打 120 急救电话

一般情况下，只要有人得了重病或受重伤，或者不能确定如何处理的紧急情况，应拨打 120，如果在国外请拨打当地的急救电话。常见有以下几种情况。

（1）对声音或碰触无反应。

（2）呼吸困难。

（3）严重出血。

（4）突发说话不清、肢体活动不便。

（5）中毒。

（6）突发严重的胸痛等。

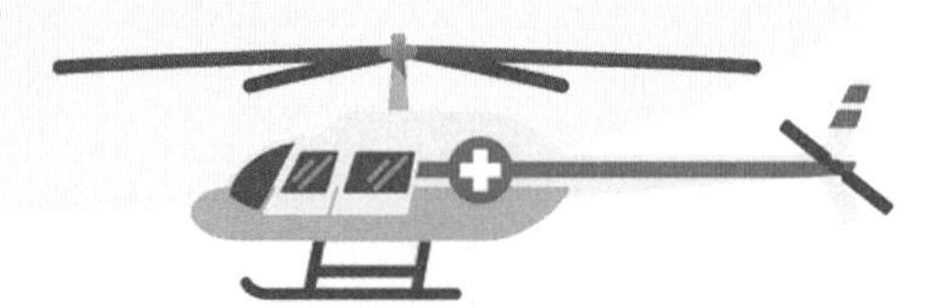

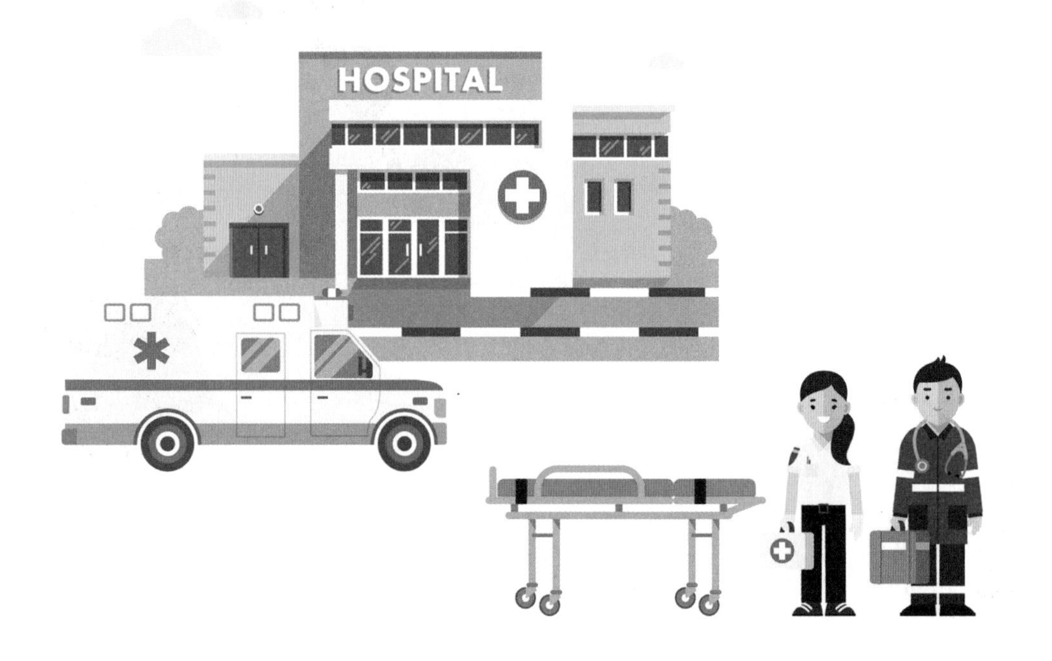

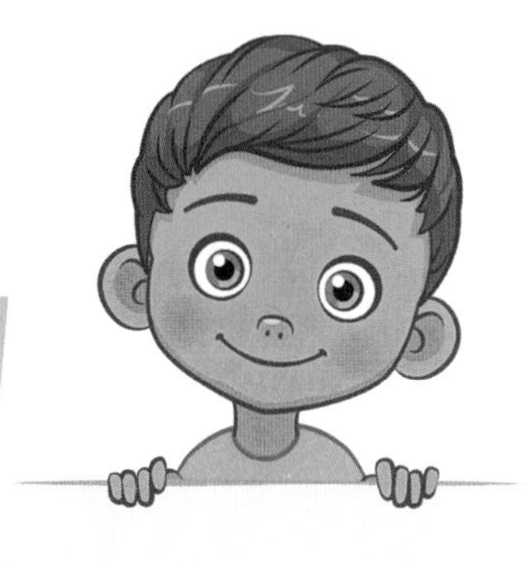

4. 拨打 120 急救电话的注意事项

（1）首先深呼吸保持镇静，避免慌张导致说话前言不搭后语，耽误急救时间。有些人拨打急救电话时慌慌张张地说：“120 吗？你们快来吧！这里有人摔倒了！”然后就把电话挂断了，可是我们的救援者会很茫然：摔倒的地点在哪里？伤者目前情况怎么样呢？

（2）拨打急救电话 120，等待对方接通。由于同一时间拨打 120 电话的人较多，电脑会对所有的呼救电话排序，有可能需要等待一会儿，千万不要立即挂电话。直到电话人工接通后，你的电话才被受理了。如果排序时间过长导致电话断线，需要立即再拨打。

（3）应告知的内容，包括如下三要素。

★地点：一定是确切的地点。例如：在 ×× 路（街道）×× 号（门牌号）×× 小区（小区名）×× 栋 ×× 单元 ×× 号（具体住址），最好有人在小区门口等候。

★事件：发生了什么事情。例如：昏倒、从二楼上摔下、吐血、呼吸困难等。而不要说“人不行了”等模糊不清的话。

★受伤人数：如果是群体伤，需说清是多少人，急救中心会根据受伤人数安排救援者和急救设备。

（4）按照调度员指示做。调度员有可能会指导现场人员进行心肺复苏、为创伤患者按压止血或帮助孕妇分娩等情况，都需要呼救者现场配合。如果调度员在电话里询问你现场情况或指导你做急救，不要只顾自说自话，需要认真听调度员在说什么，然后按照指示做。

（5）最后挂电话。待急救人员提出结束通话后再挂断电话。大多数拨打急救电话的人自己认为说完了，慌忙挂断电话，但调度员可能没听清楚，就需要再次拨打电话询问，导致浪费时间。

（6）结束通话后保持所使用的电话通畅。调度员或急救人员可能会再次拨打电话确认地点、伤者情况或指导救治，所以需要保持电话通畅，以免占线。

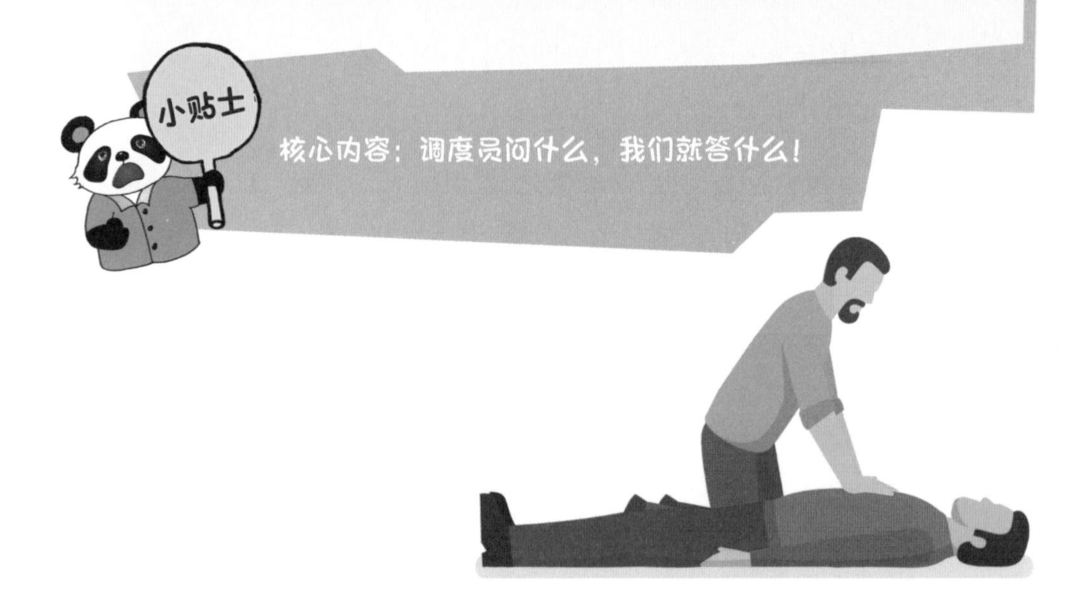

二、实践教学

1. 连连看

（1）一位老年人走失。

（2）你在公园玩耍，有位不认识的叔叔想把你带走。

（3）公园里，一位老爷爷突然倒地了。

（4）有人昏倒在沼气池。

（5）高速公路上，有位乘客受伤了，并卡在车里出不来。

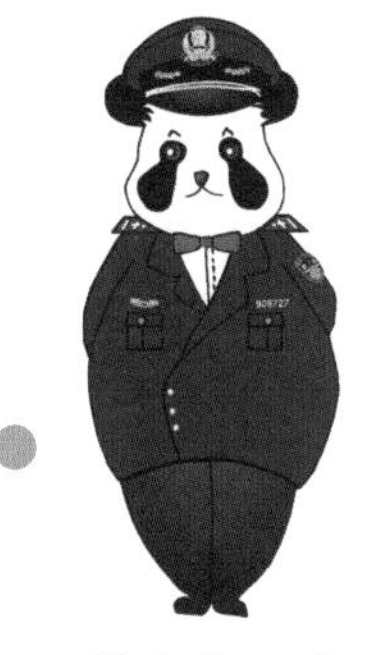

警察（110）

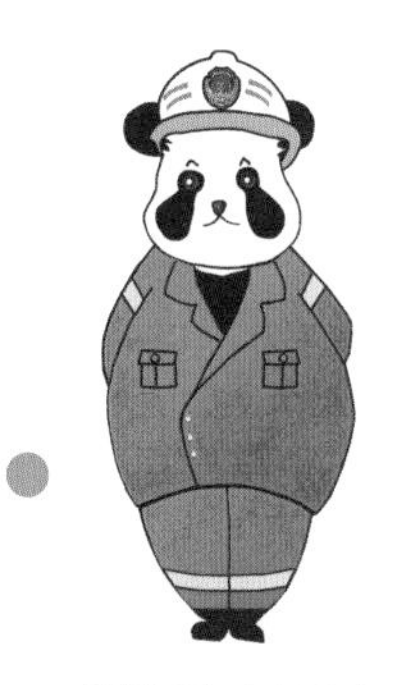

消防员（119）

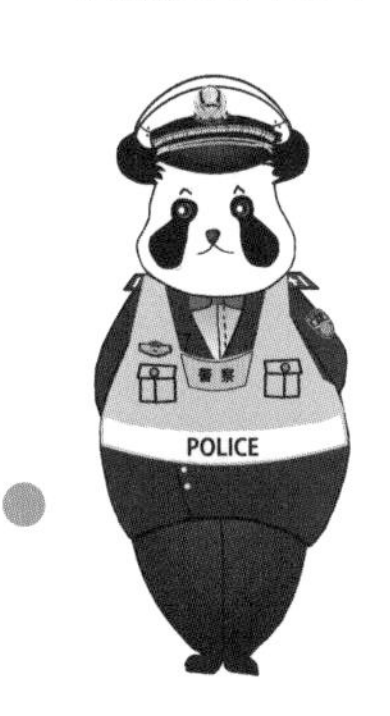

交警（122）

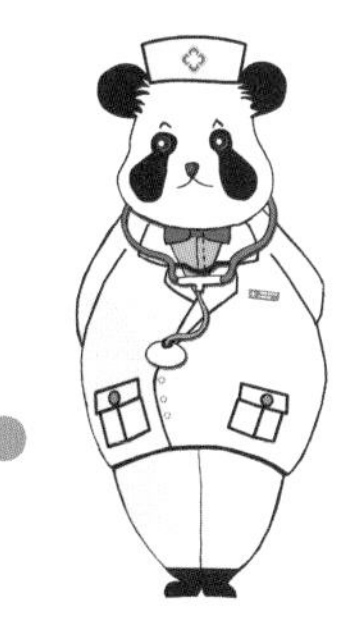

医生（120）

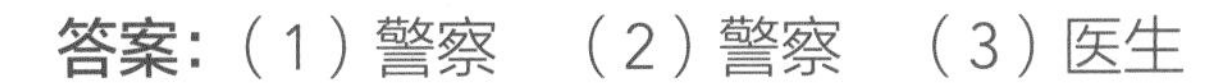

答案：（1）警察　（2）警察　（3）医生

（4）消防员和警察　（5）消防员和医生

2. 试一试

模拟拨打医疗急救电话。

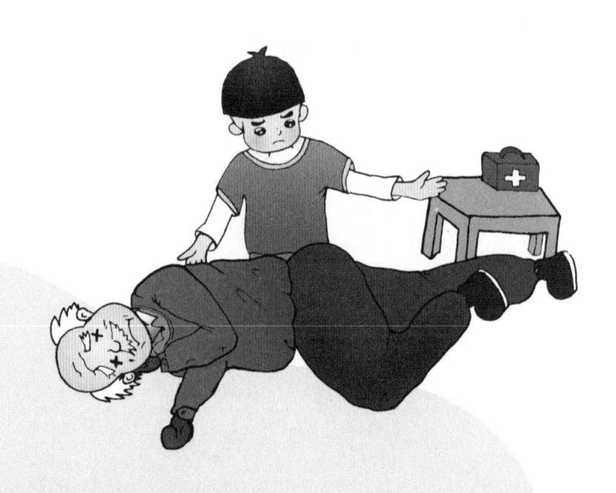

情景 1：

家中，一位老人突然倒地，
经家人呼唤没有任何反应。

情景 2：

教室里，有位同学摔倒后，
出现腰背部疼痛。

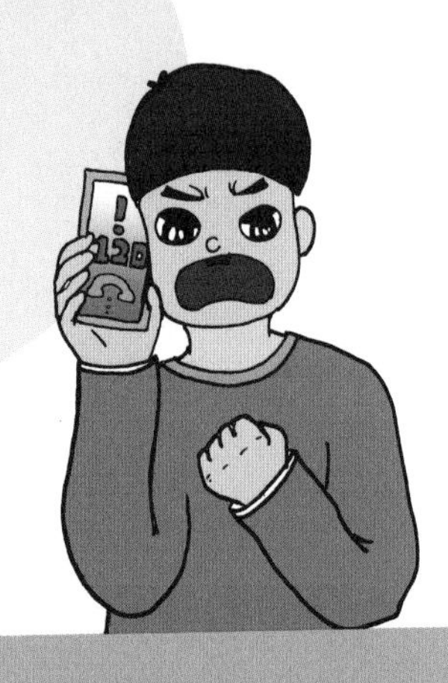

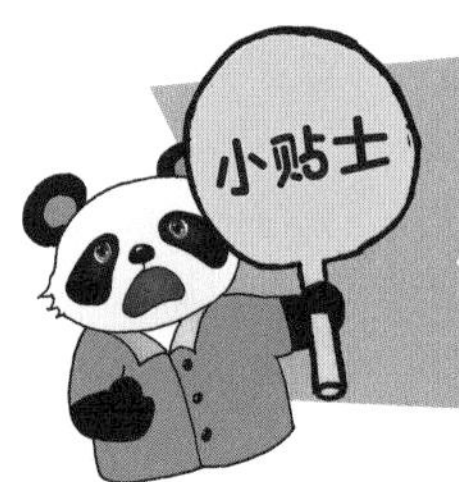

正确拨打急救电话比你想象的要简单。

第二部分

气道异物急救

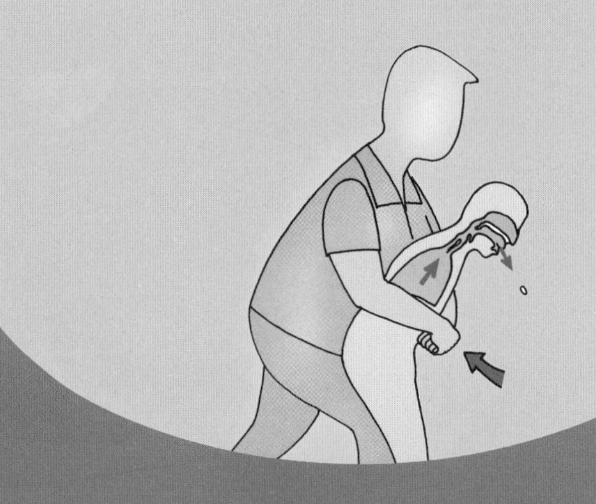

雏鹰课堂 1

呼吸是什么

学习目标 ▶	了解呼吸系统的重要性 掌握正常呼吸方法
建议适用人群 ▶	小学一年级以上
建议讲授方法 ▶	实践教学

一、呼吸系统

1. 什么是呼吸

呼吸是生命存在的最基本特征，人们不断地吸气、呼气，把体内的废气——二氧化碳（CO_2）排出去，再把体外的新鲜空气吸进来，给身体提供空气中的氧气（O_2）。如果没有呼吸，你的身体 4 分钟之内就要彻底瘫痪。

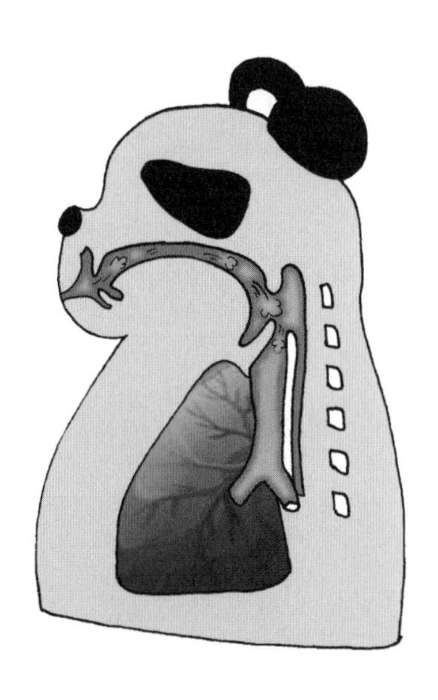

2. 呼吸道是什么，肺有几叶

人体的呼吸系统由呼吸道和肺两部分组成。空气顺着呼吸道进出肺，呼吸道包括鼻、咽、喉、气管和支气管。肺是人体进行气体交换的场所，包括左肺和右肺两部分，进入左肺、右肺的支气管在肺内形成像树一样的分支，分支的末端形成许多肺泡。

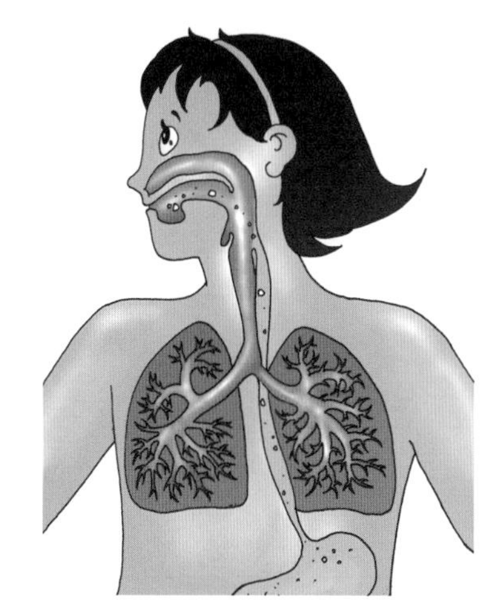

呼吸系统解剖示意图

3. 正常的呼吸频率

肺就像人体中的一台“气体交换机”。人体正是依靠不断的呼吸运动，与外界进行气体交换，满足生命活动的需要。吸进、呼出，吸进、呼出……构成呼吸运动。一吸一呼即是一次呼吸运动，正常人的呼吸频率为 12～20 次 / 分钟。

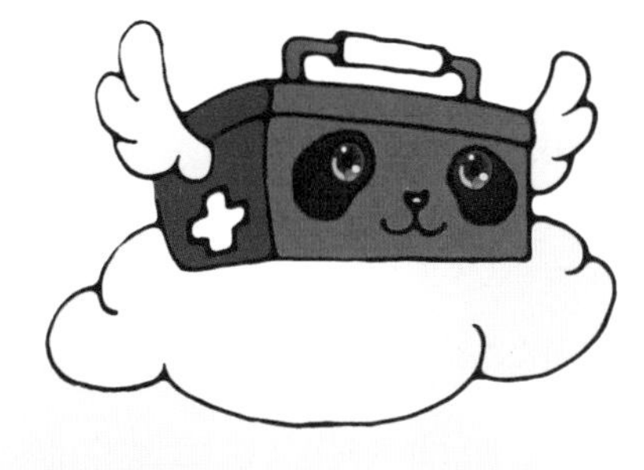

二、试一试

1. 使用图片或者模型，展示呼吸系统的解剖结构。

2. 请大家把手放在自己的胸廓，感受胸廓的起伏，一起一伏算 1 次呼吸，计时 1 分钟，请所有参与者数一下自己的呼吸频率。你的呼吸频率正常吗？

雏鹰课堂 2

气道为什么容易被异物卡住

学习目标 ▶	了解气道的解剖结构及预防气道异物的方法 掌握避免气道被异物卡住的方法
建议适用人群 ▶	3 岁以上
建议讲授方法 ▶	实践教学

一、气道小知识

1. 保护气道的小舌头在哪里

咽喉是食物和空气的共同通道，而会厌处的“小舌头”（即会厌软骨）是咽喉部的指挥官。进食时，会厌软骨遮挡气道，食物从口腔咽下，经咽喉进入食管和胃。呼吸时，“小舌头”打开，空气从鼻腔吸入，经过咽喉进入气管到肺。

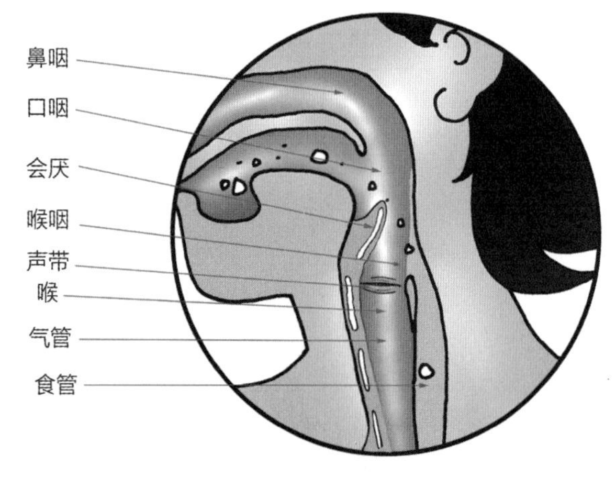

会厌示意图

2. 什么情况可能发生窒息

窒息是指食物或其他物体卡在咽喉部位的气管，通常包括以下几种情况。

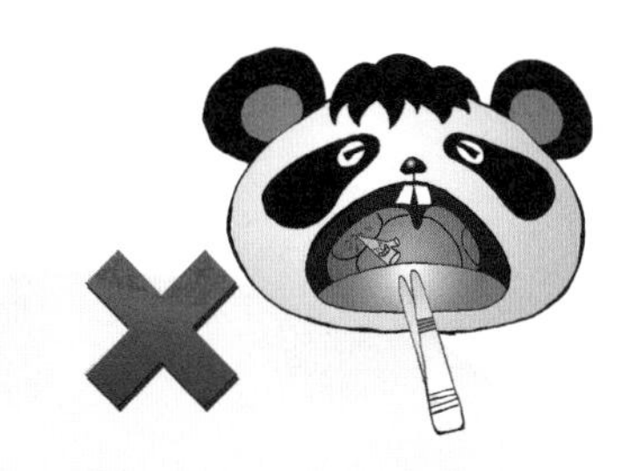

（1）进食时说话。会厌处在半开半闭的状态，食物很容易进入气管，导致阻塞。尤其在醉酒呕吐时容易发生窒息。

（2）会厌功能下降，如老年人吞咽功能减弱、脑中风患者。

（3）3岁以前的婴幼儿，因磨牙尚未长好，咀嚼、咳嗽、吞咽等功能尚未发育完全，且好奇心强，喜欢用嘴去试东西，容易发生呼气道阻塞。

3. 导致气道阻塞的常见物品

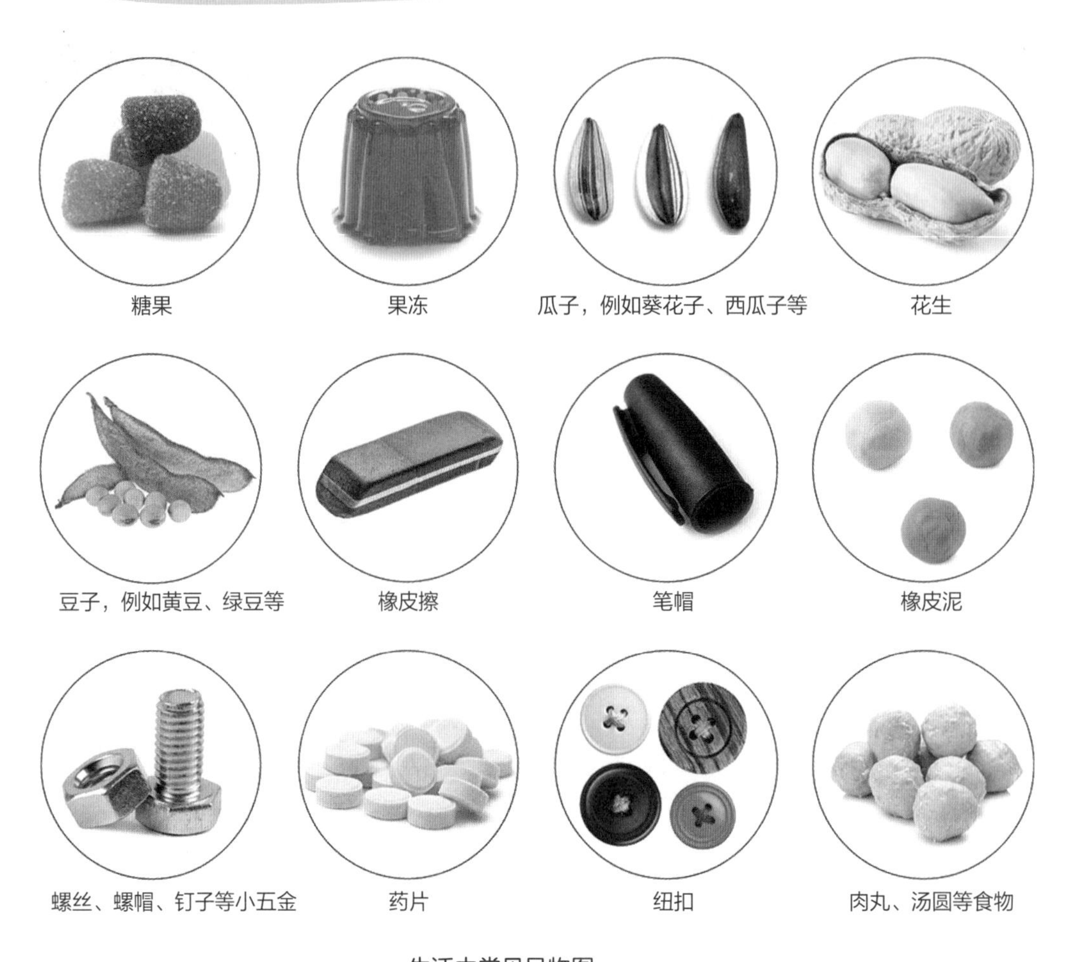

生活中常见异物图

4. 为什么婴幼儿呼气道容易被卡住

婴儿气管直径约 8mm，相当于 1 支铅笔的粗细。

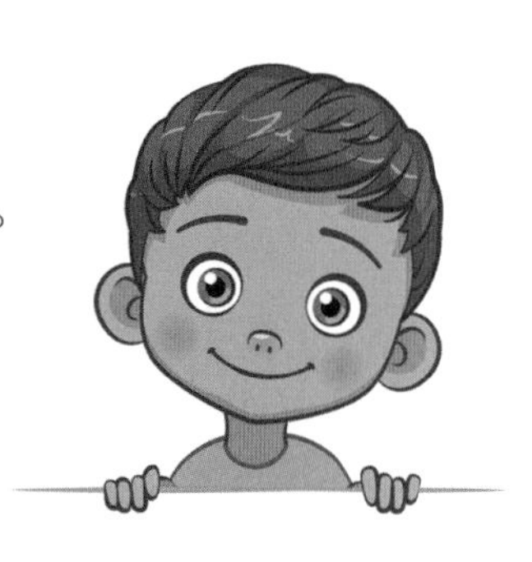

二、试一试

使用与婴儿气管直径差不多大的奶茶吸管，试一试花生米、瓜子、果冻能否顺利通过吸管。

三、考一考

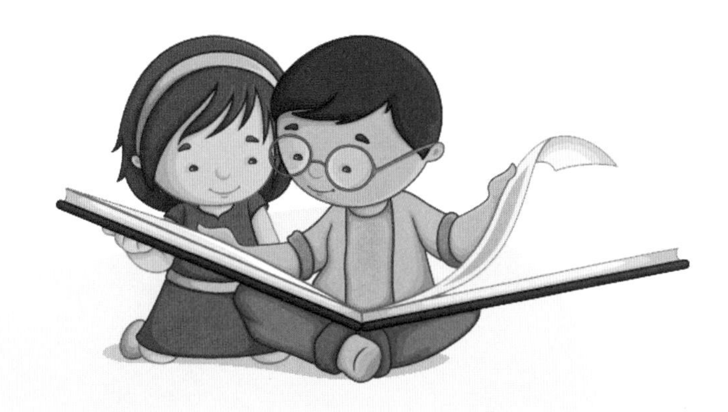

判断以下做法对吗？

A. 边吃东西边大声喊叫。

B. 把食物都嚼碎了再咽下去，一口一口地吃，不狼吞虎咽。

C. 这个小纽扣真有趣，有没有味道，放到嘴里尝一尝。

D. 边吃东西边奔跑。

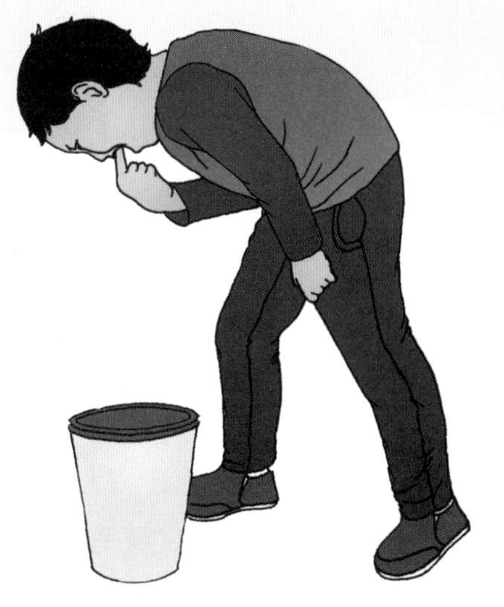

答案：错、对、错、错

雏鹰课堂

3 剪刀、石头、布

学习目标	认识气道异物的不同表现和急救方法 掌握海姆利希急救法（剪刀、石头、布）
建议适用人群	初中一年级以上
建议讲授方法	实践教学

一、气道异物急救

1. 喉咙被卡住了的表现

气道被异物卡住的人，常会用一只手或者双手抓住脖子，出现窒息的痛苦表情。因为东西卡在喉咙里，导致呼吸十分困难、窘迫。

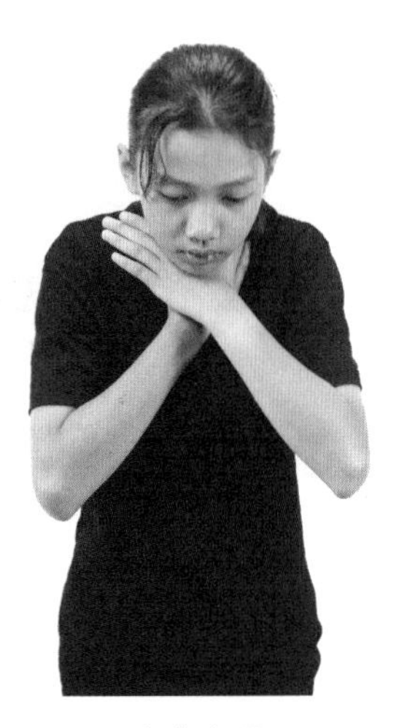

窒息表现

2. 有多少时间可以进行急救

气道被异物阻塞，导致空气无法进入肺。在没有氧气的情况下，气道完全阻塞 4 ~ 6 分钟，大脑就会因缺氧导致脑细胞死亡。每一位看护孩子的人都应掌握此急救方法，以免错过抢救的黄金时间。

3. 气道通畅的我们可以做什么

①能唱歌、说话；②能咳嗽；③能呼吸。

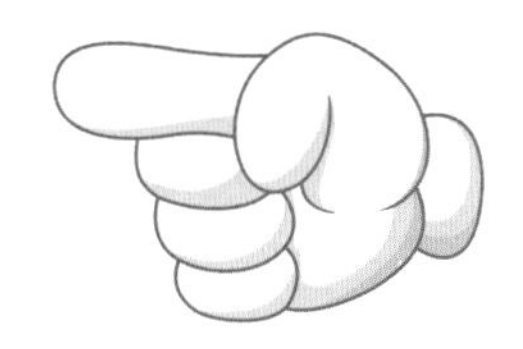

4. 不完全气道阻塞的表现有哪些？我们应该怎么办

（1）表现：意识清楚，患者可以说话或发出声音，可以咳嗽。

（2）急救措施：①鼓励患者咳嗽，并努力呼吸；②不要干扰患者自己尝试咳出异物；③和患者在一起，如果患者不能咳出异物，需要立即采用海姆利希法解除梗阻；④呼救。

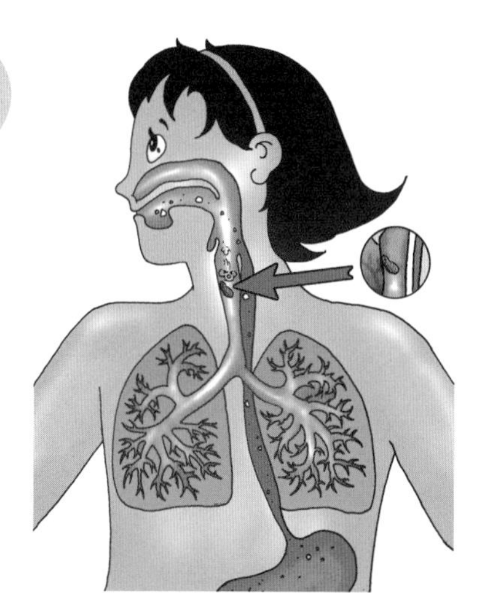

气道未完全阻塞示意图

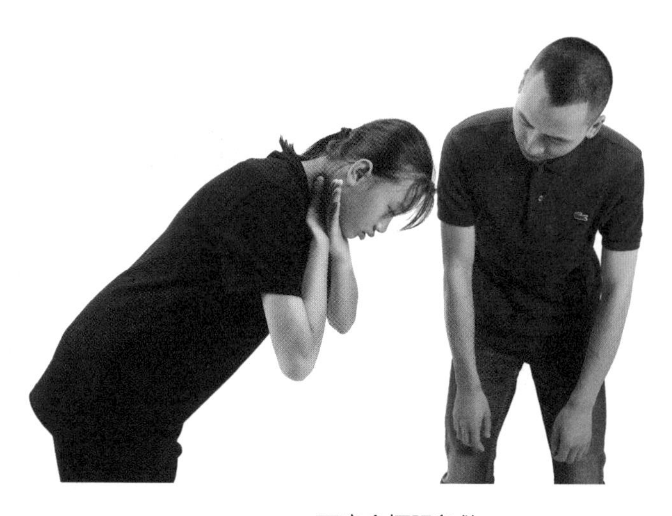

不完全梗阻急救

5. 重度气道阻塞的表现和急救措施

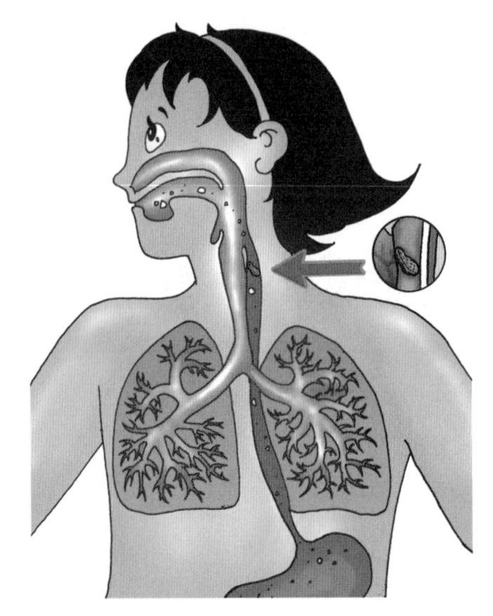

气道完全梗阻示意图

（1）表现：无法呼吸、说话或者不能发出声音，或者咳嗽无声音。

（2）急救措施：抢救患者的同时呼救。

方法一：背部拍击法。

方法二：腹部推击法：即海姆利希法（剪刀、石头、布）。

方法三：胸部冲击法。

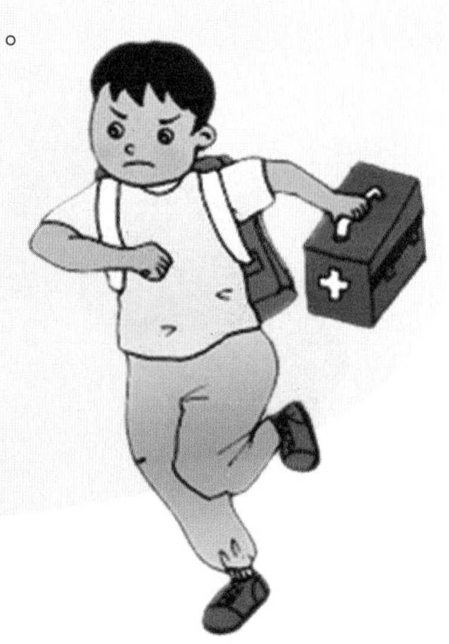

6. 背部拍击法适合哪种情况

（1）适用患者：清醒能站立的患者。

（2）操作方法：一手扶住患者上半身帮助他 / 她向前弯腰，并用手掌根部猛烈拍击其背部，通过拍击，使肺内气体冲出，将异物顶出来。

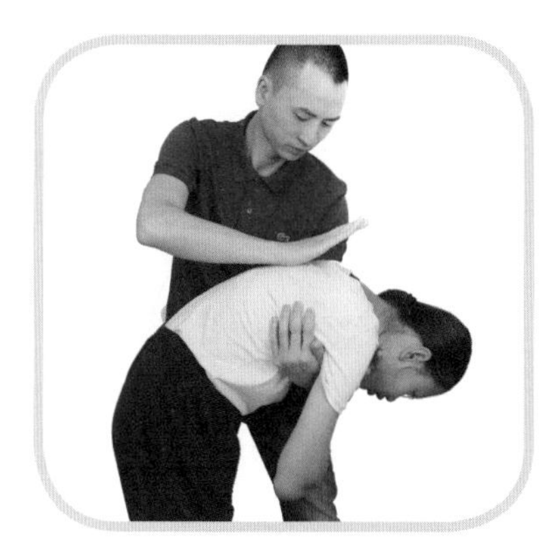

背部拍击法

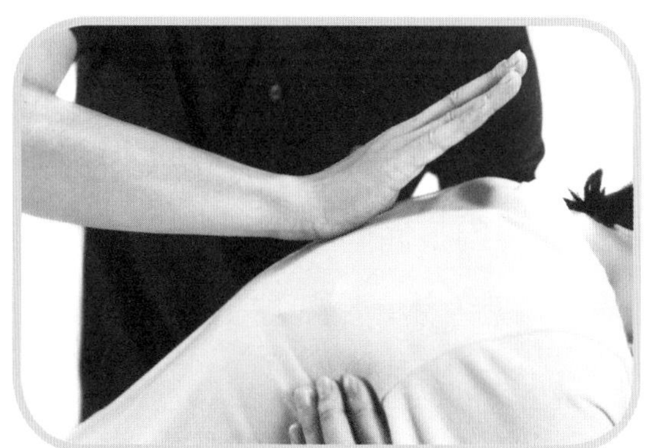

拍背位置和手法

具体注意事项如下。

（1）一定要保持患者上半身倾斜，头部要保持在胸部水平或低于胸部，利用重力将异物驱出体外。

（2）拍击要快而有力，以拍击 5 次为度，每次拍击后检查异物是否排出，解除气道梗阻，即可停止，无需做满 5 次。

（3）如果拍击 5 次未能清除异物，立即采取海姆利希法施救。

7. 海姆利希急救法

（1）适用患者：清醒能站立的患者。

（2）操作方法：施救者站立在患者背后，顶住患者的腿保持患者稳定性，从背部环抱患者，摸到肚脐，施救者一手握拳，另一手与拳头相扣抵在患者腹部的上半部分，瞬间用力往内、往上快速施加压力。使胸腔内的气体在压力的作用下涌向气管，每次冲击将产生450～500ml气体，反复冲击就有可能将异物排出，恢复气道通畅。

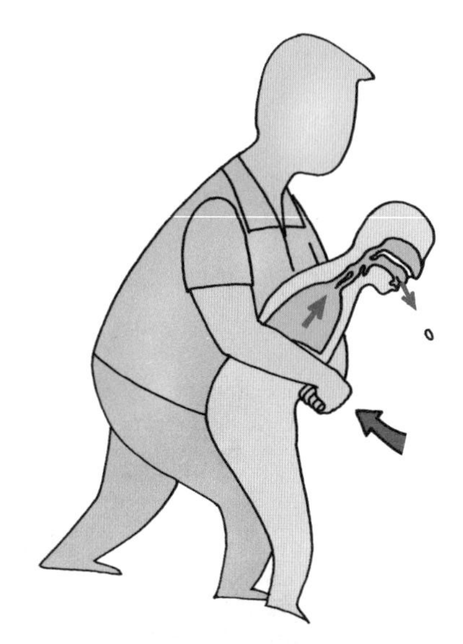
海姆利希急救法原理示意图

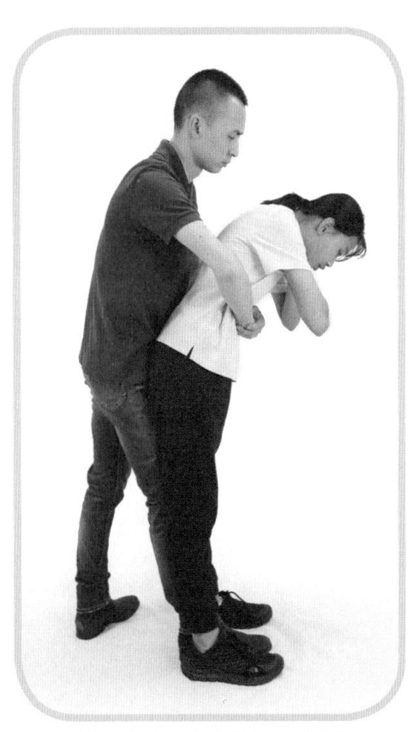
海姆利希急救法操作示意图

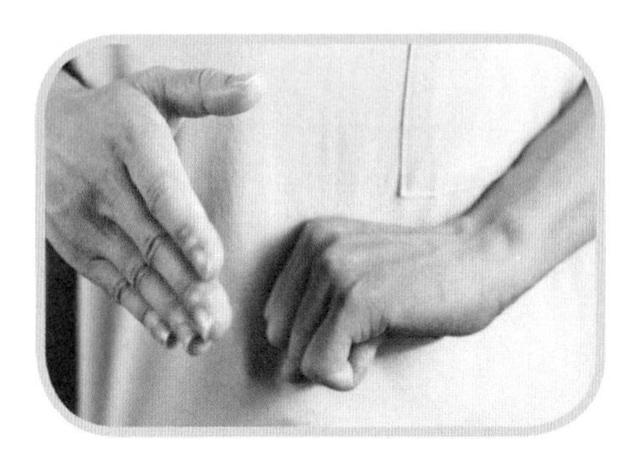
海姆利希急救法手法特写

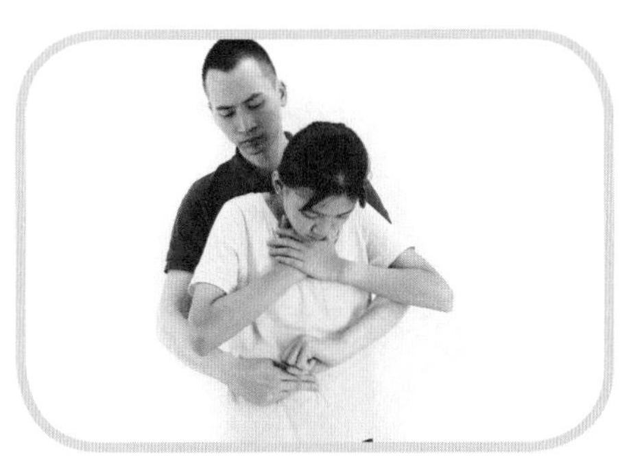
海姆利希急救法位置特写

重复 5 次，每次要有明显的间隔。若未能清除异物，继续 5 次拍背和 5 次腹部推击法交替。

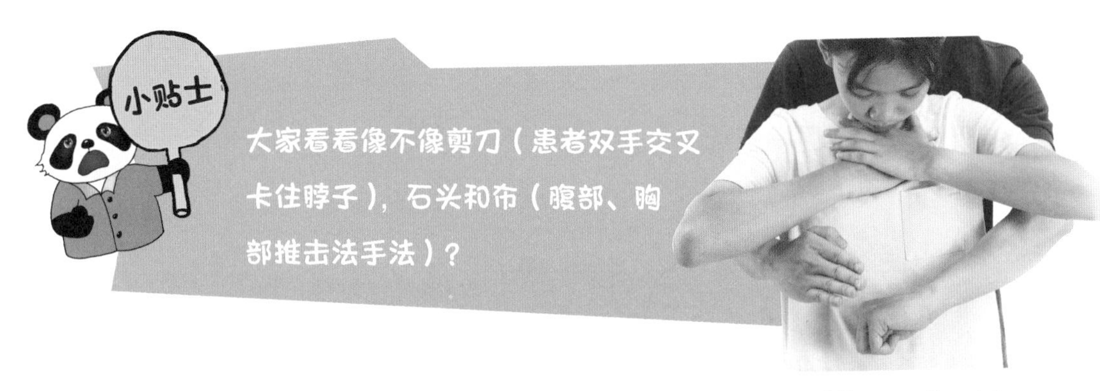

“剪刀、石头、布”

8. 患者太胖，腹部环抱不住怎么办

如肥胖者、孕妇等，不能环抱腹部的、清醒能站立的患者，可以采用胸部冲击法。将双臂放在患者腋下，并将双手放在胸骨下半部。急救方法还是“剪刀、石头、布”，只不过位置在胸骨中下部，需注意不要偏离胸骨，以免造成肋骨骨折。

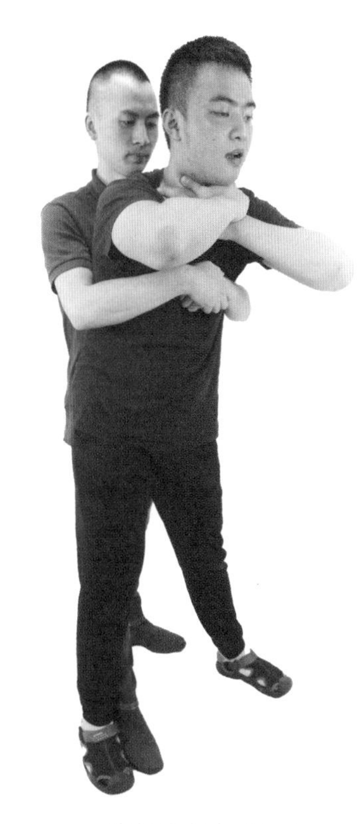

胸部冲击法示意图

9. 上面提到没有呼吸 4 ~ 6 分钟，患者就会变得意识不清，那如果患者没反应了应该怎么办呢

应该立即小心地将患者放在地上，检查患者反应。如无反应，立即实行心肺复苏（见第三部分 心肺复苏术的内容）。

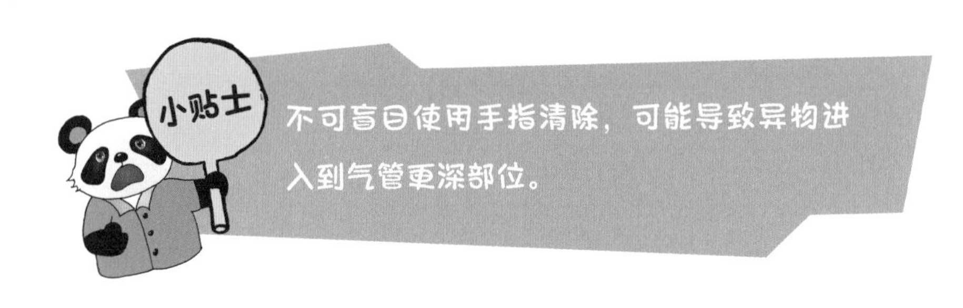

10. 一个人的自救

一个人无法使用“剪刀、石头、布”的施救方法，要想自救，必须借助外力。最常借用软垫椅子，通过上身的重量向下冲击来排出异物。

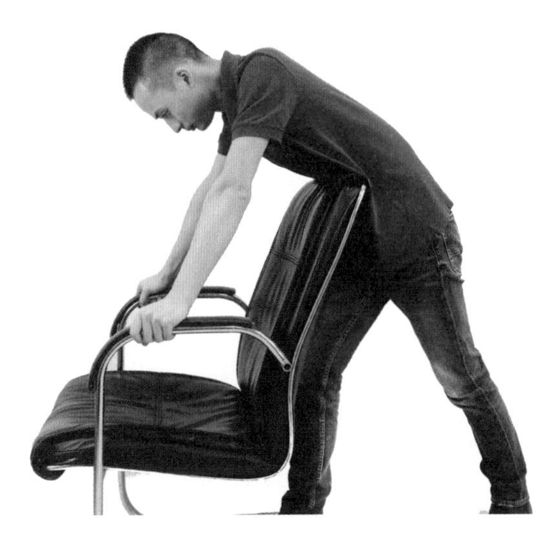

自救示意图

11. 如何取出昏迷患者口中的异物

昏迷的患者，可能已将异物排到口腔中，但不能自行咳出或吐出。

（1）将患者头部稍向后仰，打开气道，观察口腔内有无异物。

（2）必须避免盲目使用手指清除。只有看到口腔内的固体异物，方可用手指清除，并且在取出异物时，手指一定要将异物夹住，否则可能将异物捅入更深。之前案例中提到的小婴儿，就是因此丧命。

二、试一试

你的洋娃娃被花生卡住了，快来救救她！剪刀、石头、布！

雏鹰课堂 4

婴幼儿气道异物急救

学习目标 ▶	掌握婴幼儿气道异物的表现和急救方法 掌握急救拍背法和胸部推击法
建议适用人群 ▶	初中一年级以上
建议讲授方法 ▶	实践教学

一、婴幼儿气道异物急救

1. 婴幼儿出现气道异物时的表现

当发现婴幼儿呼吸困难，不能啼哭、咳嗽，且出现面色青紫等表现，表明气道梗阻非常严重了。

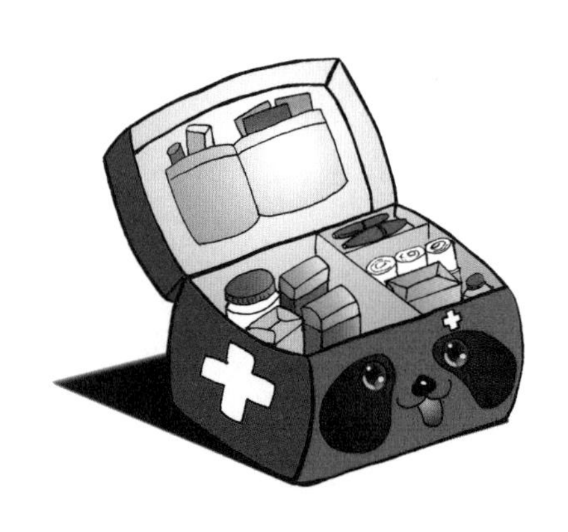

2. 婴幼儿气道异物如何急救

（1）拍背法和胸部推击法交替进行。

（2）拍背法：救助者立即取坐位或跪着，用手臂托住婴幼儿胸腹部放在大腿上，手掌固定婴幼儿头颈部，面部向下，头低于身体，另一只手的手掌根部在肩胛之间用力进行 5 次背部拍击。

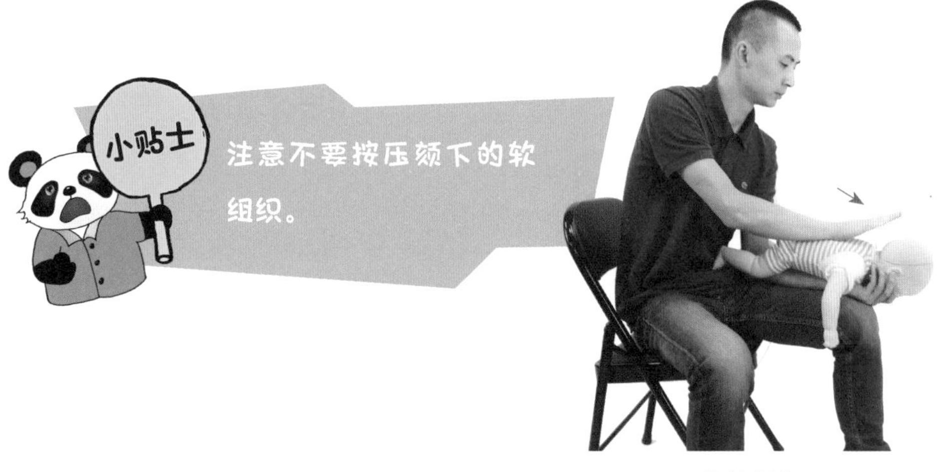

婴儿拍背法

（3）胸部推击法：救助者体位不变，两只手臂夹住婴幼儿翻转体位，用手臂托住婴幼儿腰背部放在大腿上，一只手的手掌固定婴幼儿头颈部，面部向上，头低于身体，另一只手的两个手指位置在两乳头连线正下方，对着头部方向推击 5 次。

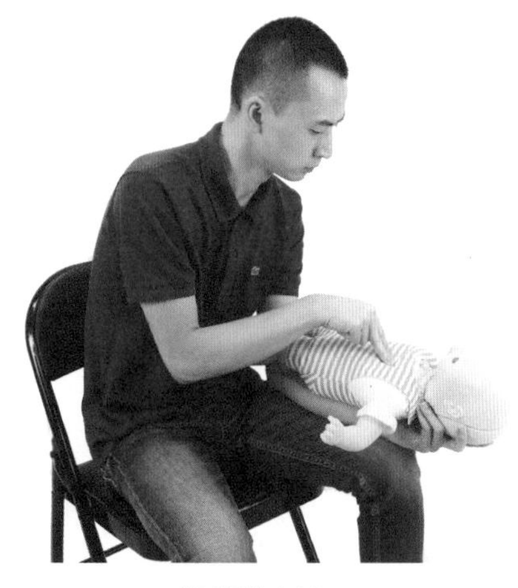

胸部推击法

3. 注意事项

（1）拍背法和胸部推击法交替进行，直到婴幼儿开始哭闹或咳嗽为止。

（2）一旦发生气道异物，需要立即进行现场急救，勿盲目送医院。并同时呼叫 120 及时获得专业救治。

（3）请不要试图用手指去移除患者口中的阻塞物，尤其是儿童。成人的手指对儿童的呼吸道来说太粗了，根本抠取不出来，反而会把阻塞物推得更深。

（4）婴幼儿气道异物急救时，不可用力太猛，可能会造成胸腹部损伤。

（5）急救后所有婴幼儿必须立即送医院检查。

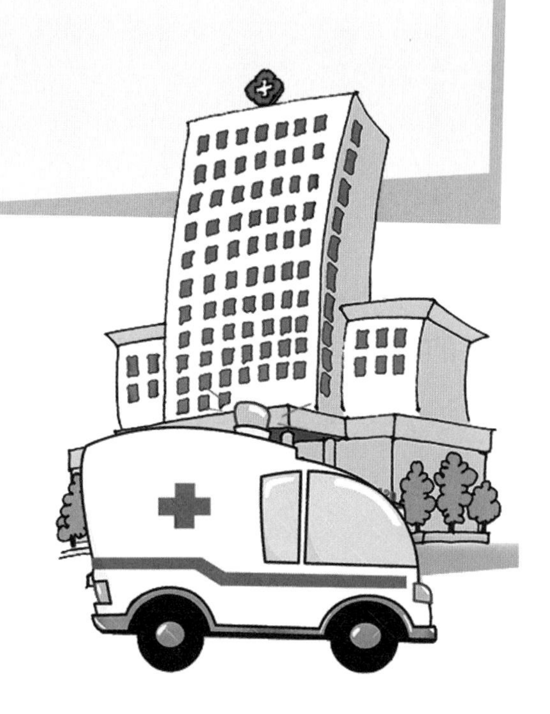

二、考一考

1. 被异物卡住的患者，唇、甲、脸色会变为（　）

A. 粉红　　B. 褐色　　C. 黑色　　D. 紫蓝色

2. 清醒的气道异物患者，用海姆利希法施救的部位是（　）

A. 胸部正中　　B. 肚脐

C. 胸骨下 1/3　　D. 肚脐以上的腹部

3. 清醒无法咳嗽的肥胖或是怀孕的气道异物患者，应采取以下方法施救（　）

A. 海姆利希急救法　　B. 继续咳嗽

C. 胸部冲击法

答案：1. D　2. D　3. C

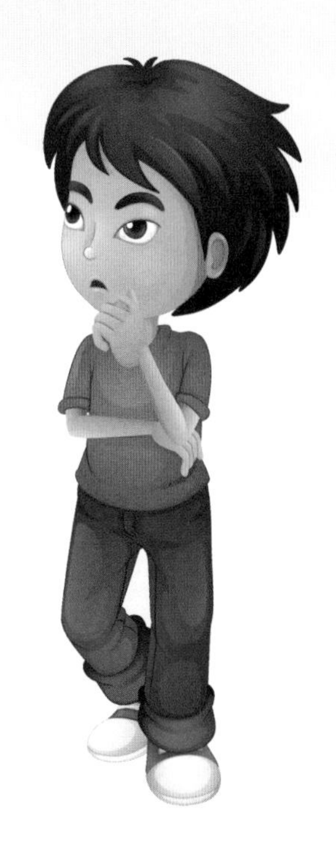

第三部分

心肺复苏术

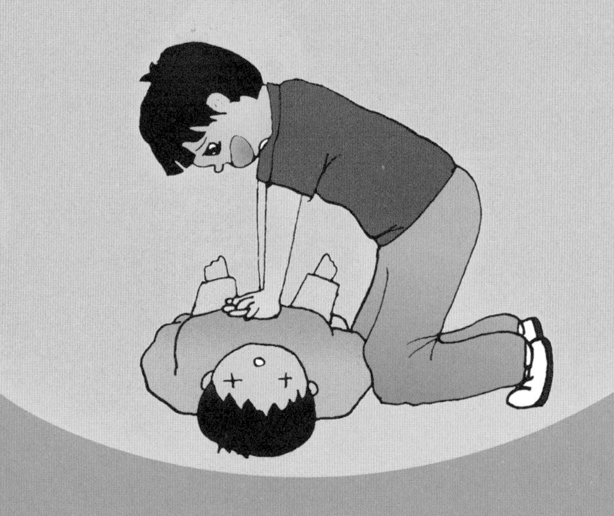

雏鹰课堂 1

心脏在哪里

学习目标 ▶	了解心脏的作用 感受动脉搏动
建议适用人群 ▶	小学一年级以上
建议讲授方法 ▶	实践教学

一、关于心脏

1. 心脏在哪里

“扑通……扑通……”胸膛里传出有节奏的声音，那是心脏跳动的声音。心脏是人体的“发动机”，位于胸腔偏左侧，它的大小和拳头差不多，形状像个桃子。

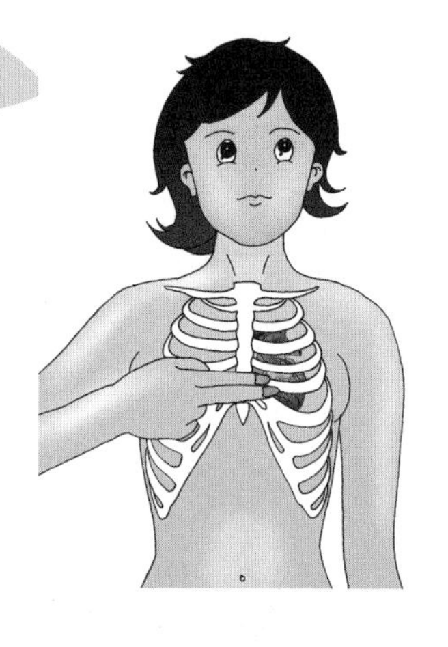

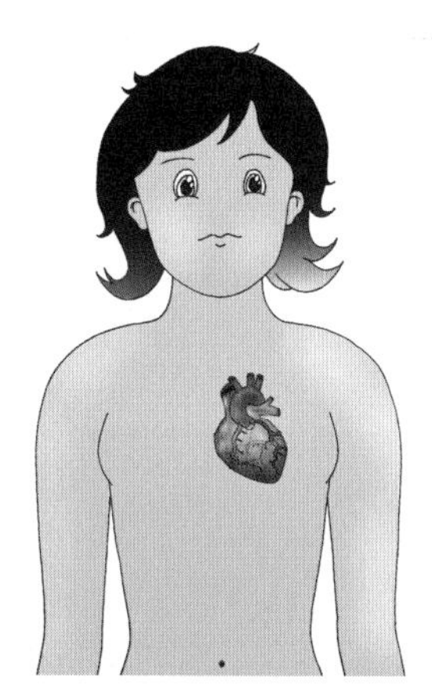

心脏解剖位置示意图

2. 心脏需要休息吗

心脏不停地跳动，使血液在全身血管内循环流动，帮助运输氧和营养物质供全身使用。心脏跳动维持着我们的生命。如果停跳了，生命就终止了。

血液从心脏流出是鲜红色，因为含大量氧气，在循环过程中氧分配到各个器官，然后再流回心脏，此时血液会因为无氧且含较多代谢废物而变成暗红色。

3. 正常的心脏每分钟跳多少次

心脏每分钟跳动 60～100 次，太快或太慢都不好。

4. 脉搏是怎么产生的

每次心脏收缩将血液泵入动脉，我们即可感受到脉搏，常用触摸部位有颈动脉、桡动脉和股动脉。

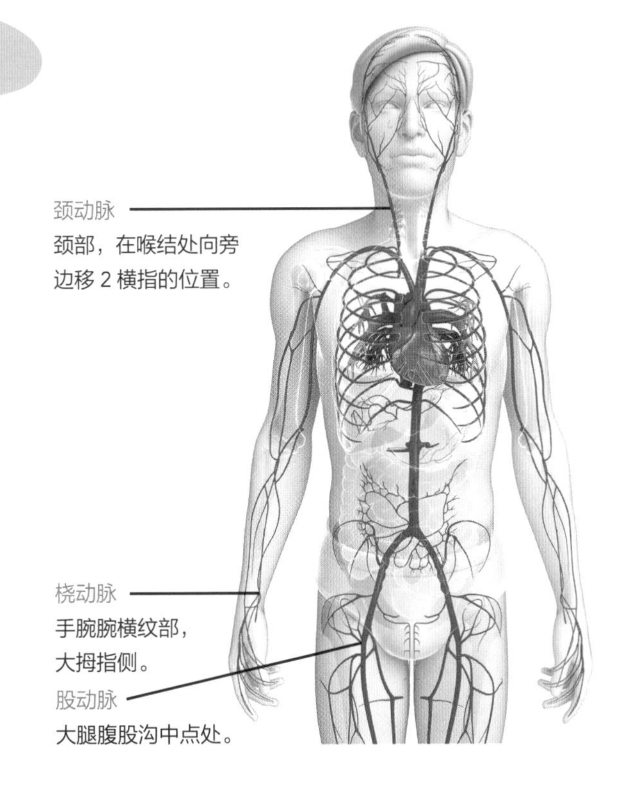

二、试一试

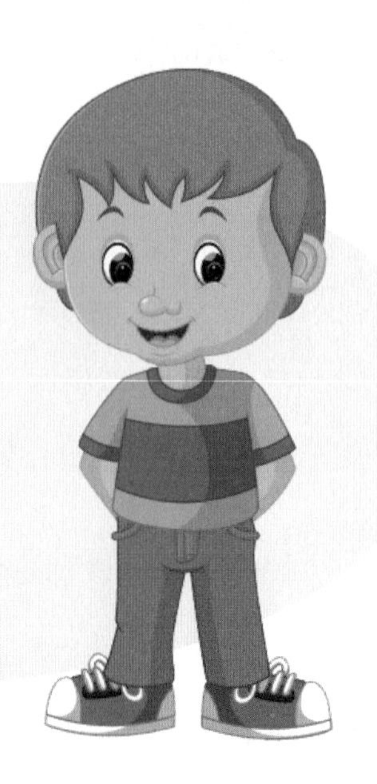

1. 用听诊器感受心脏跳动，是不是扑通、扑通的？如果没有听诊器，请将耳朵贴近父亲的胸口听一听。

2. 用手在腕关节外侧突起的小骨头下扪到桡动脉，好的，现在数一数，1 分钟它跳了多少下？

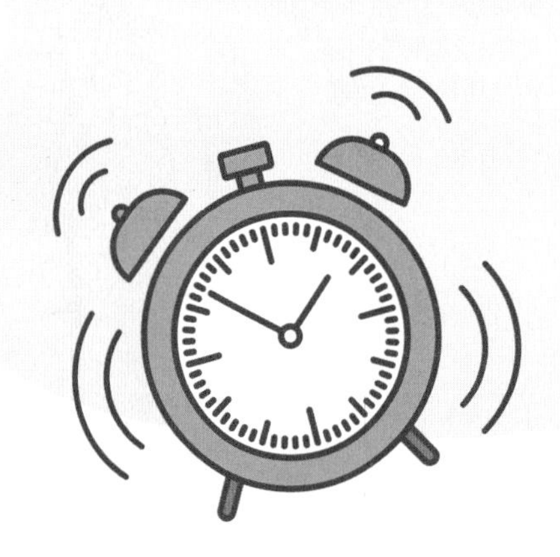

雏鹰课堂 2

心脏怎么突然停跳了

学习目标	了解猝死的原因 预防猝死
建议适用人群	小学一年级以上
建议讲授方法	情景教学

一、心跳骤停及其原因

1. 什么是心脏突然停跳

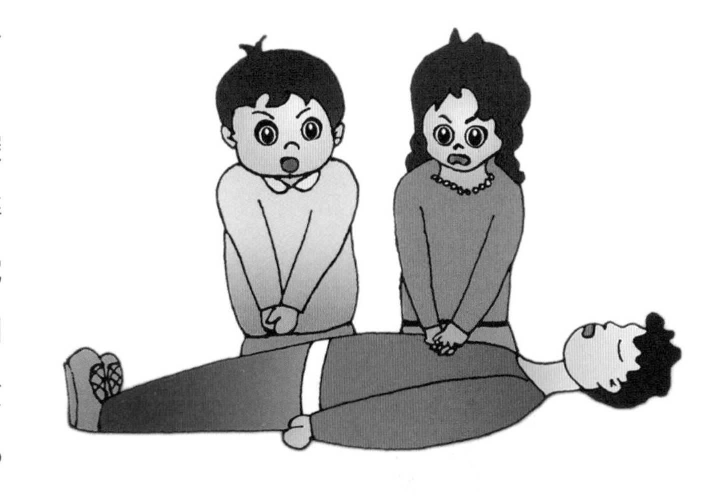

心脏突然停跳，医学上称之为心脏骤停，如果不及时施救，患者就会死亡，这种由于心脏突然停跳导致的死亡称为猝死。猝死是指平时身体健康或者自己觉得健康的人在出乎意料的短时间内，因自然疾病而突然死亡。世界卫生组织的定义是“发病后6小时内突然死亡”。

2. 心脏突然停跳的原因

（1）肥胖、过度疲劳，比如长时间熬夜追剧或打游戏，导致心脏压力过大。

（2）供应心脏血液的冠状动脉太过狭窄。冠状动脉是给心脏输送血液和氧气的动脉，因冠状动脉几乎环绕心脏 1 周，故得名。冠状动脉一旦狭窄，会导致心脏供血、供氧减少，如果严重狭窄，心脏会因缺血、缺氧而无法跳动。因冠状动脉引发的心脏病称为冠状动脉粥样硬化性心脏病（简称冠心病），心脏原因引起的猝死占所有猝死的 75%，其中冠心病引起的猝死占心脏原因猝死的 70% ~ 90%。

（3）心脏跳动的节律不正常，医学上称为心律失常。心律失常也是导致心脏突然停跳的原因之一。

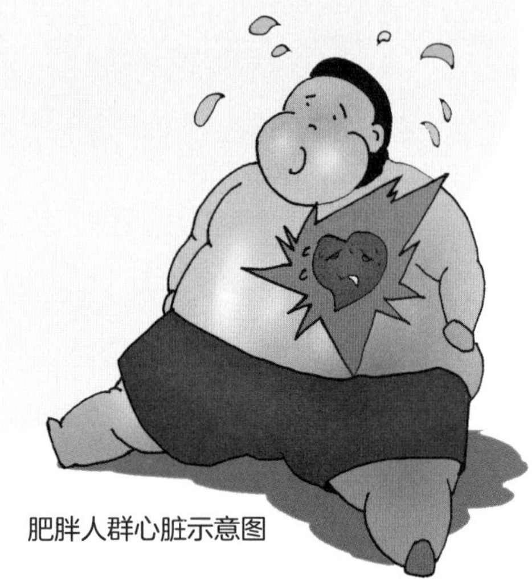

肥胖人群心脏示意图

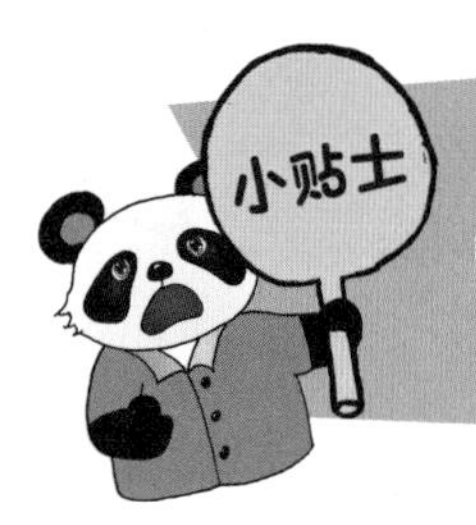

触电、溺水、中毒等意外也容易引起心脏停跳。

二、情景教学

请大家讨论以下患者心脏突然停跳的原因，怎么预防？

情景1：

马拉松比赛中，有人忽然倒下。

情景2：

患者，男性，22岁，从河南到深圳打工，被发现在网吧的洗手间里死亡，死前持续上网3天3夜。

情景3：

2020年4月，温州、周口、长沙先后发生中学生跑步猝死事件。

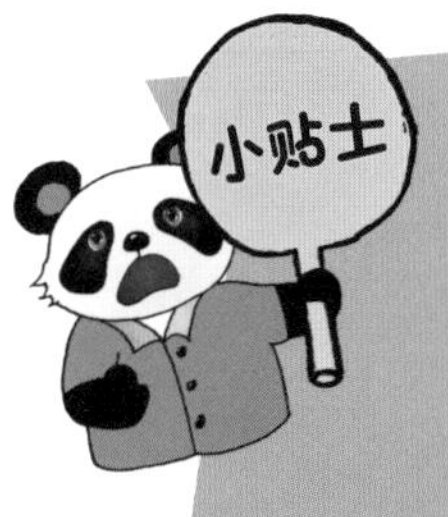

建议青少年进行常规心脏体检，并且要知道自己的极限，一旦出现超负荷运动时身体给出的信号，如头晕、胸痛、胸闷、恶心呕吐、呼吸困难等情况时，要立即停下来休息；长期久坐，容易导致血液不流通，从而出现血栓。

雏鹰课堂

3 心脏停跳有什么表现

学习目标 ▶ 了解心脏停跳后人的表现

建议适用人群 ▶ 小学一年级以上

建议讲授方法 ▶ 情景练习

一、心脏停跳

1. 心脏停止跳动，人会有什么表现

（1）医学表现

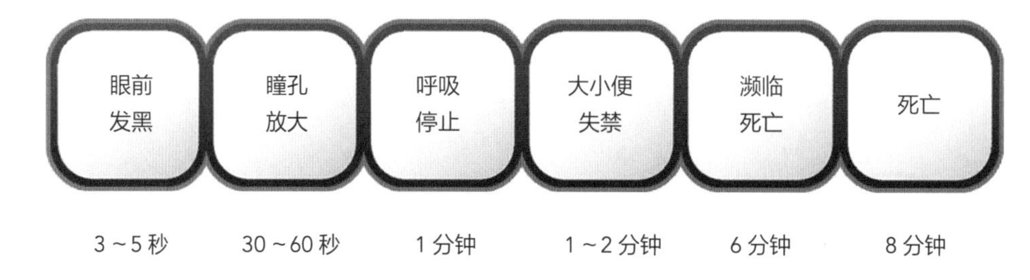

心脏停跳的医学表现图

（2）现场表现：①突然失去反应；②呼吸停止或无效呼吸，即为叹气样呼吸（表现为深大的呼气，并常伴有叹息声）。

以上这些表现都会在 1 分钟左右出现，尽快识别以挽救生命。

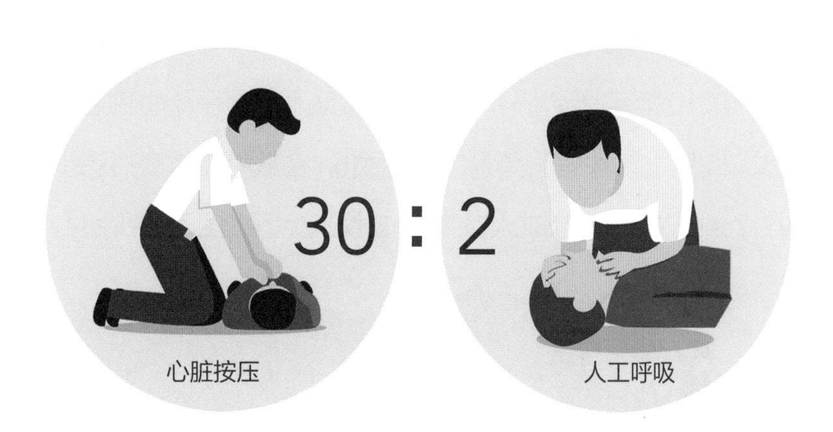

2. 心脏骤停的急救时间

（1）大脑对缺氧极为敏感，脑组织中的氧只够使用 10～15 秒，糖只够使用 4 分钟。4～6 分钟后脑细胞死亡。7～9 分钟脑干死亡。

（2）心脏骤停每延迟 1 分钟，急救成功率就下降 10%。大量急救措施实践证明，4 分钟内进行规范的心肺复苏急救者，约有一半能被救活；4～6 分钟开始者，仅 10% 可以救活；超过 6 分钟者，存活率仅为 4%；而 10 分钟以上开始者，几乎无存活可能。

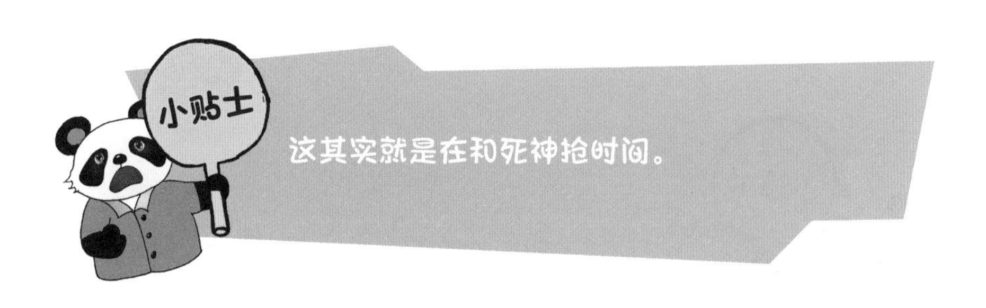

二、有关知识

1. 我摸不到患者的脉搏怎么办

2010 年美国心脏协会在《国际心肺复苏及心血管急救指南》中明确指出，非专业施救者检查脉搏有困难，会浪费很多的宝贵时间。因此当非专业救援人员发现一位成人突发失去反应、没有正常呼吸时，可以不检查脉搏。

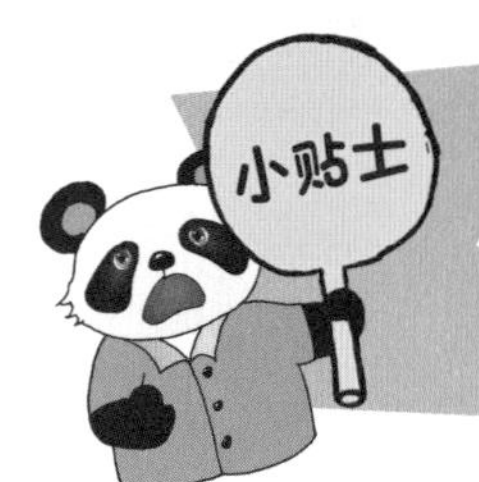

公众只检查反应和呼吸，不要耽搁时间。

2. 什么是反应

《现代汉语词典》（第 7 版）中反应是指机体受到体内或体外的刺激而引起相应的活动或变化。

我们可以通过轻拍患者肩部、大声呼喊患者来判断。如果有反应，患者会出现以下表现。

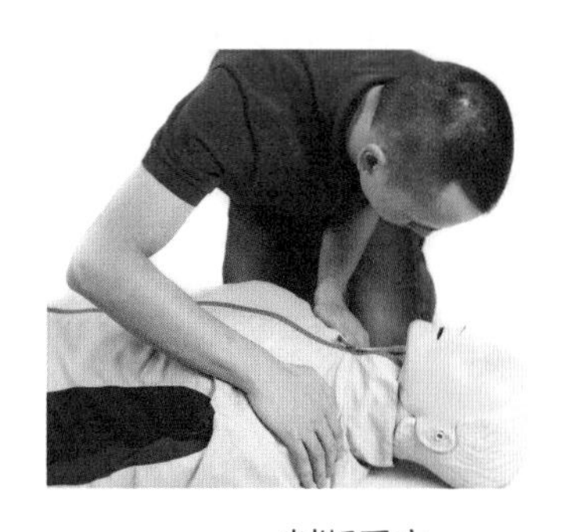

判断反应

（1）眼部的活动：睁眼、眨眼。

（2）语言的反应：能够发出声音。

（3）肢体的反应：可以有四肢的移动。

注意要拍打患者双肩、大声呼喊，以免错判。

3. 判断呼吸

判断患者有没有呼吸，主要是观察患者的胸部有没有起伏，可以参考自己胸部一起一伏的感觉。还有一种呼吸形式——叹气样呼吸，常见于心脏停搏的最初数分钟，如果没有反应的患者出现叹息样呼吸亦为即刻开始心肺复苏的指征。

三、情景题

路边一患者倒地，四肢抽动，
请问患者有反应吗？说出依据。

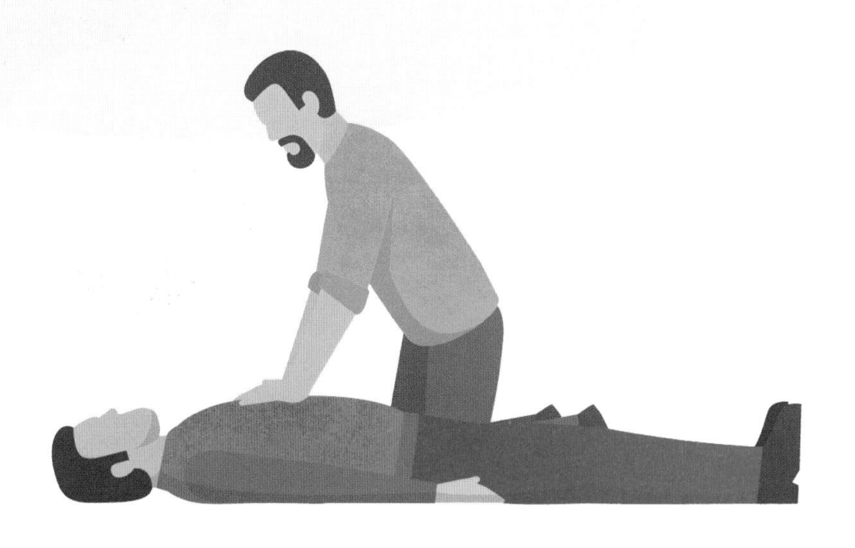

雏鹰课堂

4 心肺复苏是什么

学习目标	▶	熟悉心肺复苏术 掌握心肺复苏生存链
建议适用人群	▶	初中一年级以上
建议讲授方法	▶	实践教学

心肺复苏

1. 什么是心肺复苏术

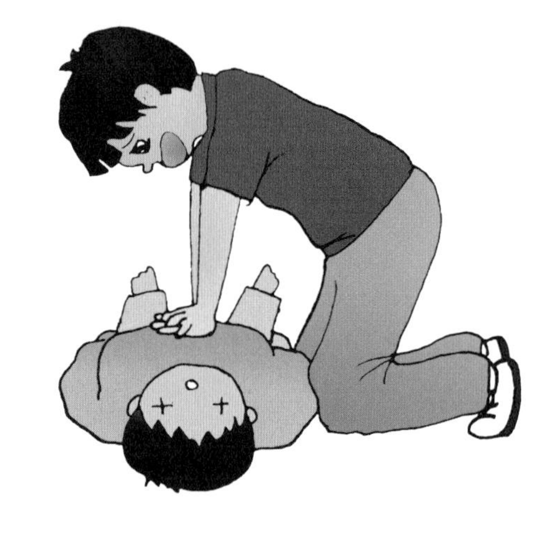

（1）针对呼吸、心跳停止的患者采取的抢救措施。通过胸外心脏按压形成暂时的人工循环，采用人工呼吸代替自主呼吸，使患者重新暂时全身有血液和氧气的供应。

（2）这种救命的措施，即使完全严格按照指南操作，也只能给心脏提供正常循环血流的 10% ~ 30%，给大脑提供正常血流量的 30% ~ 40%。因此急救时要强调高质量的心肺复苏术。

2. 为什么要学习心肺复苏术

大家已经知道心脏骤停每延迟 1 分钟，心肺复苏成功率下降 10%。10 分钟以上开始进行心肺复苏者，几乎无存活可能。而 70% 的心脏骤停发生在家中，学习了心肺复苏术，你将可能成为守护亲人的天使。

3. 心肺复苏的生存链是什么

心肺复苏是一项复杂的系统工程，成功率非常低。每一环抢救都非常重要，环环相扣，做好每一环，才有可能为患者赢得一线生机。

环一：早期呼救；环二：早期胸外心脏按压；环三：早期除颤；
环四：早期专业急救；环五：早期高级生命支持。前 3 环都需要公众参与

心肺复苏生存链

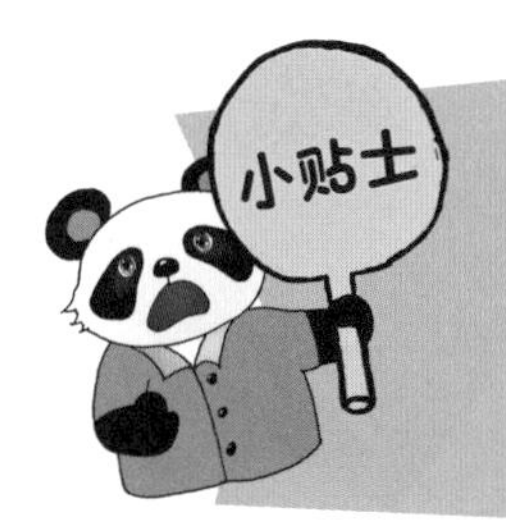

心肺复苏成功率非常低，越早急救活下来的可能性越大。所以需要公众敢于出手、及时出手，患者才有一线生机。

4. 心肺复苏怎么做

还记得前面学习的判断安全、判断反应、判断呼吸吗？让我们一起来运用一下。

第一步：判断现场是否安全。

第二步：判断患者有无反应（轻拍、高呼）。

第三步：如果患者不动或失去知觉，立刻请旁人协助拨打急救电话，获取体外自动除颤仪（AED）。

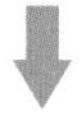

第四步：判断患者的呼吸。一般 5～10 秒钟，如果呼吸停止或呈叹气样呼吸，应立即进行胸外心脏按压。

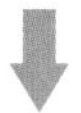

第五步：胸外心脏按压。

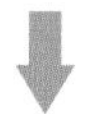

第六步：人工呼吸。

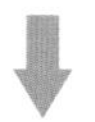

第七步：使用 AED 体外自动除颤仪。

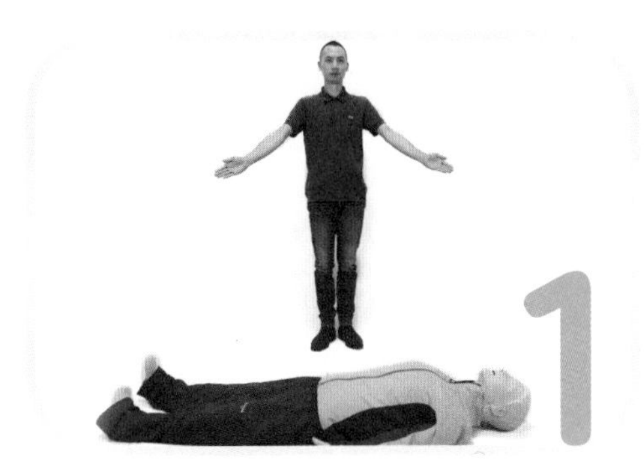

判断环境安全

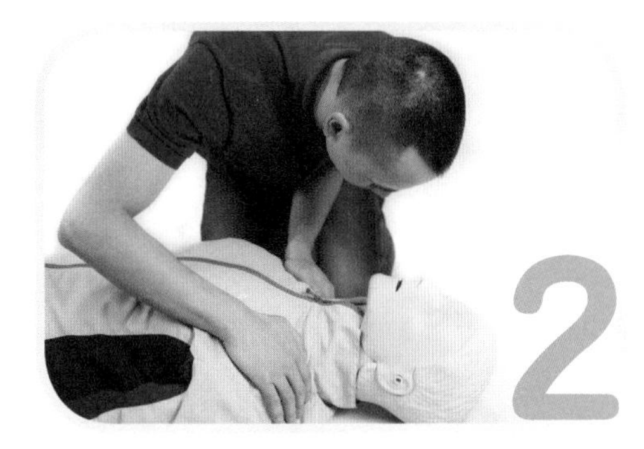

判断患者反应

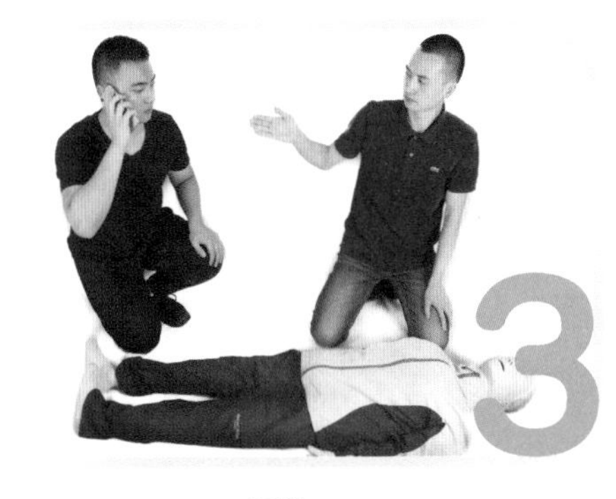

呼救

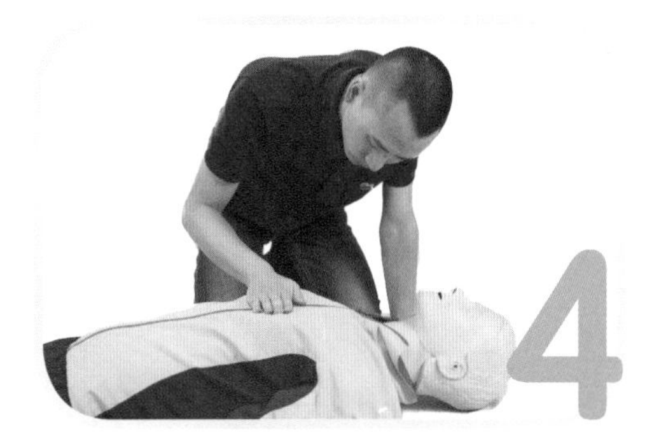

判断患者呼吸

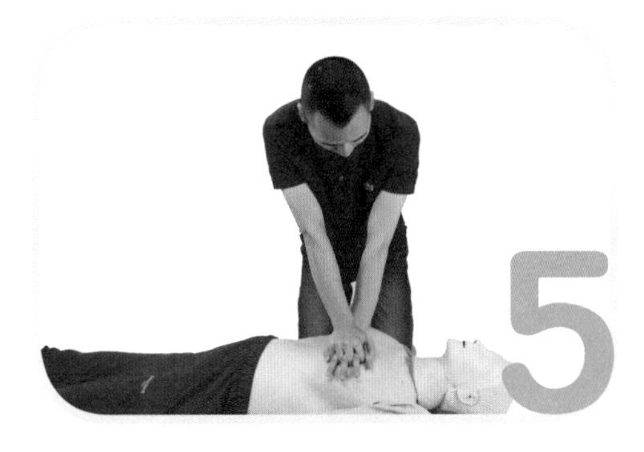

心脏按压

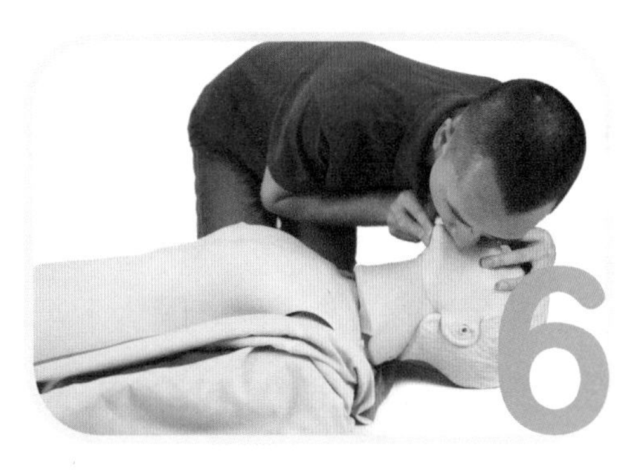

人工呼吸

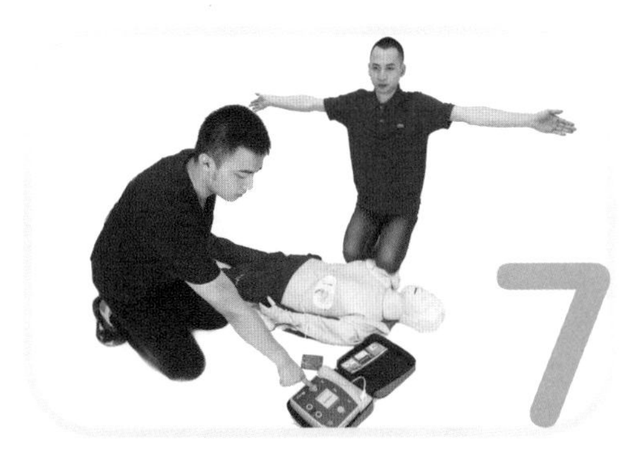

AED

雏鹰课堂 5

高效胸外心脏按压的六要素

学习目标	掌握胸外心脏按压六要素
建议适用人群	初中一年级以上
建议讲授方法	实践教学

当你在进行心脏按压时，施加在胸部的力会将患者心脏中的血液挤压出心脏，当你不再给心脏施加力时，胸腔复位，血液又流回心脏。

一、正确、高效的胸外心脏按压六要素

要素 1：位置正确，胸骨下半段，男性为胸部两乳头连线的中点，女性为剑突上 2 横指。

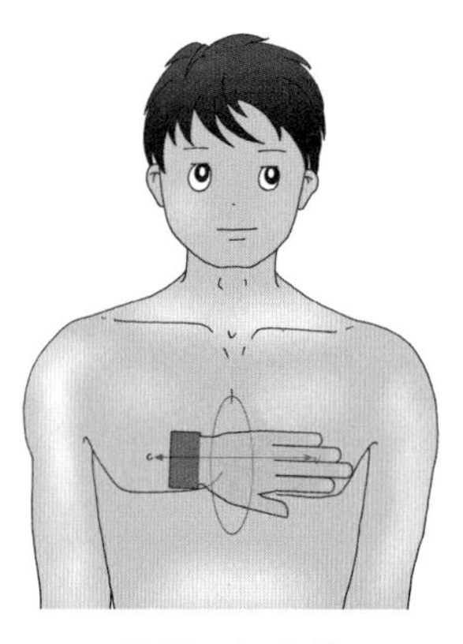
男性按压部位特写

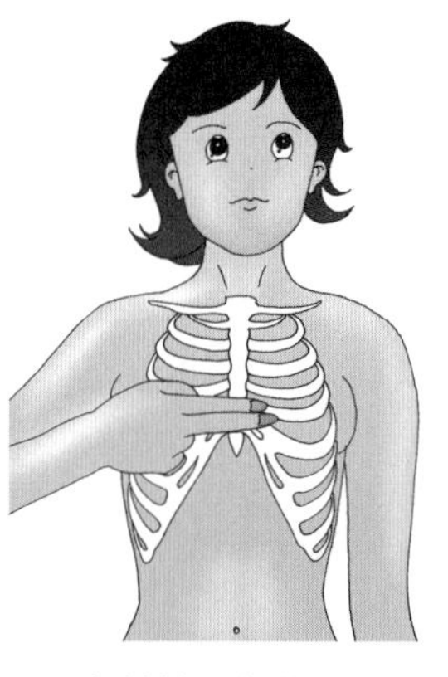
女性按压部位特写

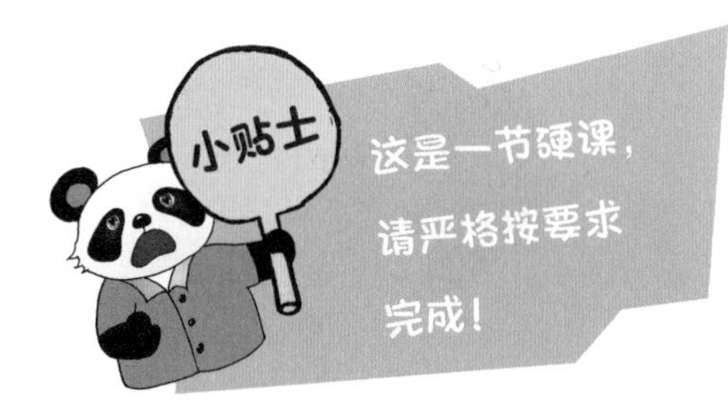

要素 2：手法正确，双手掌根互叠，双手相扣，掌根部是与患者胸部接触的地方。

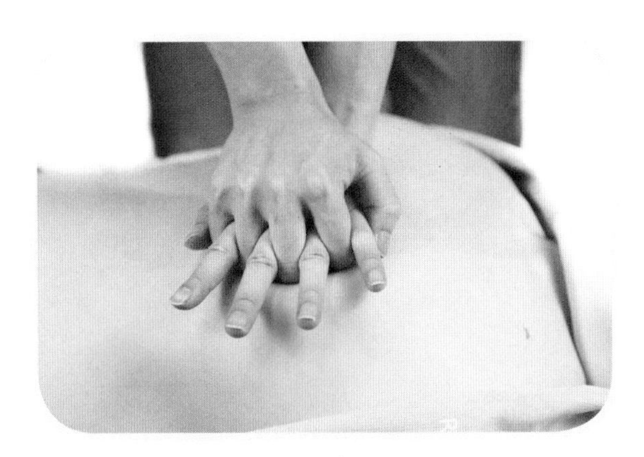

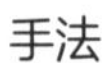

手法

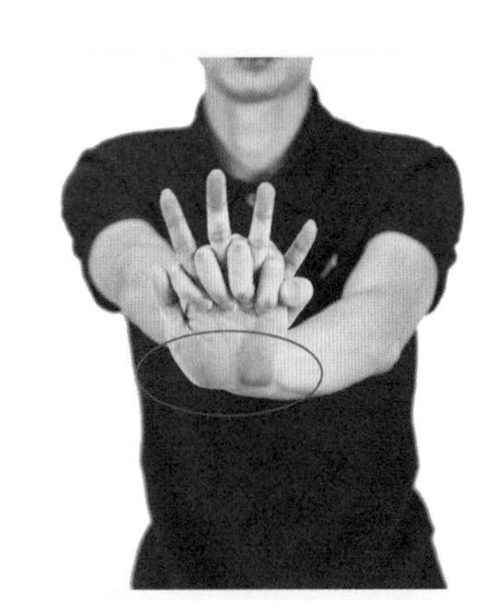

手掌根部

要素 3：姿势正确，不要依靠患者。手臂伸直，身体前倾，救助者的胳膊和患者身体呈直角，利用体重向下用力。

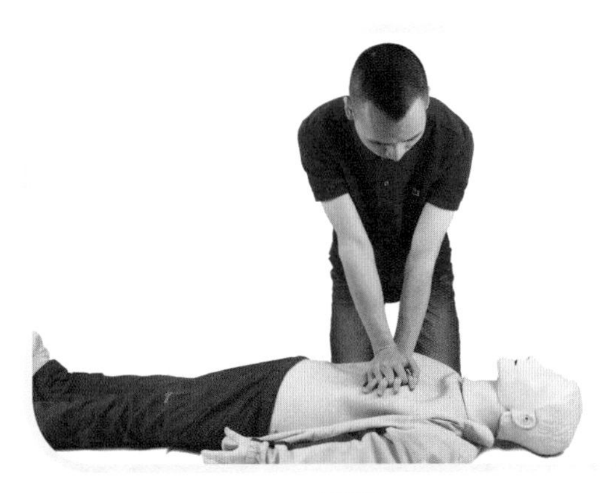

正面

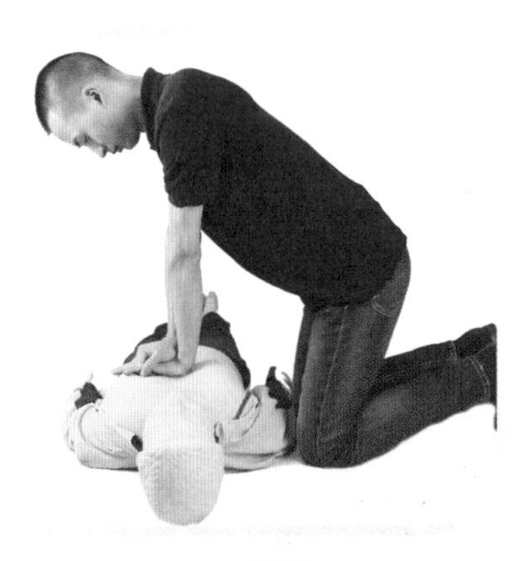

侧面

要素 4：按压深度和频率正确，用力压，按压深度 5～6cm；快快压，按压频率 100～120 次 / 分，按压时可以大声计数。

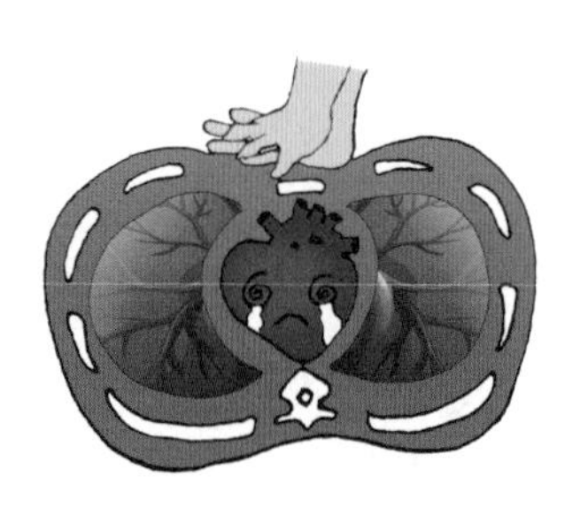
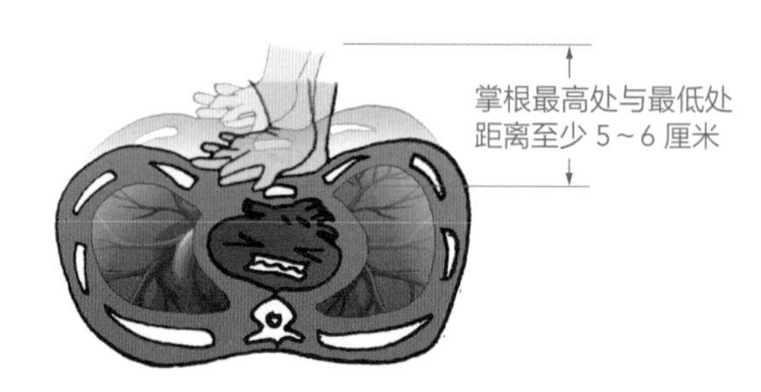

按压深度示意图

要素 5：一压一放，充分回弹，保证回心血量。“放”时完全放松不出力，维持手臂打直，手掌掌心不离开胸口，准备下一次“压”。只有充分回弹，才有足够的回心血液。

要素 6：团队协作。建议每 2 分钟或 5 个循环（每 30 次胸外按压然后进行 2 次人工呼吸定义为 1 个循环）换 1 次人，换人时间不要超过 10 秒。

二、试一试

模型准备好了吗？没有模型，可使用枕头或洋娃娃。打开音乐，比吉斯的 Staying Alive（它的节拍恰好和胸外按压频率很一致），好的，找准位置，摆好姿势，开始胸外心脏按压 150 次！

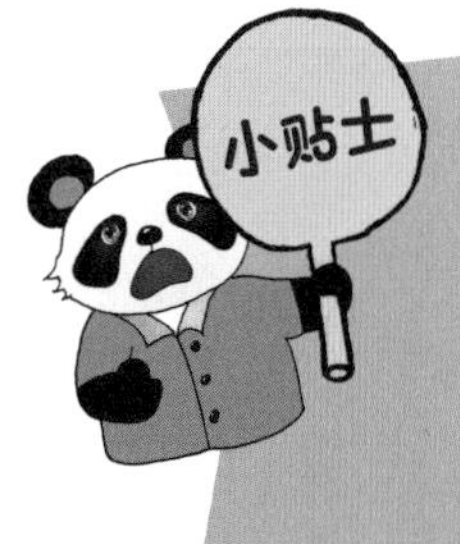

患者仰卧在坚实的平面，如地上，而不是软床、沙发，以免按压深度不够、按压力度不均匀；急救时，需去枕，患者头部不能高于胸部，以免气道梗阻。笔者团队根据之前的教学经验，建议 13 岁以上的青少年实践胸外心脏按压。

雏鹰课堂 6

人工呼吸怎么做

学习目标	了解人工呼吸操作
建议适用人群	高中一年级以上
建议讲授方法	实践教学

一、人工呼吸

1. 如何进行人工呼吸

第一步：开放气道。如果患者口腔有分泌物，先清理分泌物。然后往下压患者额头，抬起下巴，充分后仰头部，畅通呼吸道。

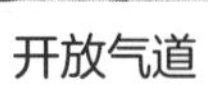

开放气道

第二步：人工吹气。用拇指、食指捏紧对方鼻孔，嘴对嘴保持无缝隙，向患者口中缓慢吹气，大约 1 秒，眼睛斜视患者胸廓，见胸部有起伏即可。不能吹太多的气，否则会带来伤害。

第三步：自主呼气。放开捏紧的鼻子，让肺部自主呼气。

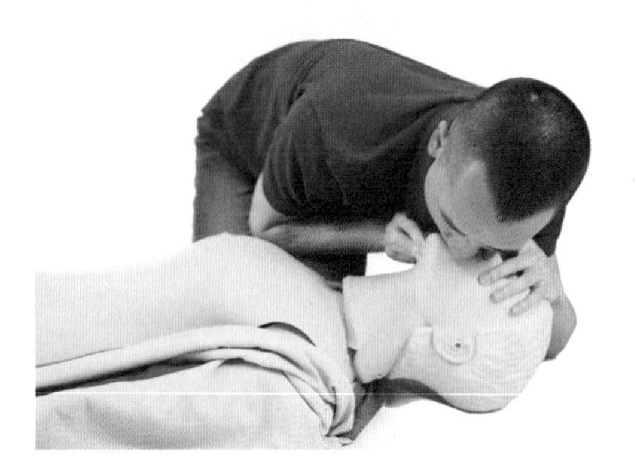

人工吹气

2. 可以不做人工呼吸吗

2020 年《国际心肺复苏及心血管急救指南》指出：如果不愿意为患者施行人工呼吸，可以不施行，一直进行胸外心脏按压即可。

3. 人工呼吸如何和胸外心脏按压配合

每 30 次胸外心脏按压后，立即进行 2 次人工呼吸，如此为 1 次循环。

二、试一试

准备一个气球，先吹几次，把气球壁吹软。然后试一下缓慢地吹，再来 1 次深吸气后吹胀，体会一下，什么是过度通气。

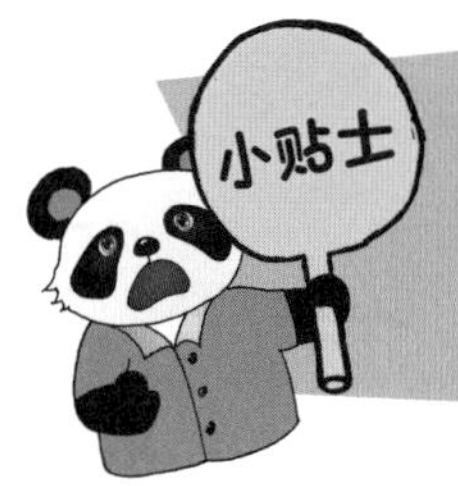

我们推荐有保护地做人工呼吸（佩戴面罩加单向阀），而不是口对口人工呼吸！

雏鹰课堂 7

体外自动心脏除颤仪（AED）的使用

学习目标	掌握 AED 操作
建议适用人群	初中一年级以上
建议讲授方法	实践教学

AED

1. 认识 AED

发生心脏骤停，最常见的原因是心室纤维颤动，如果早期配合使用 AED 除颤，可以极大地提高救治成功率。

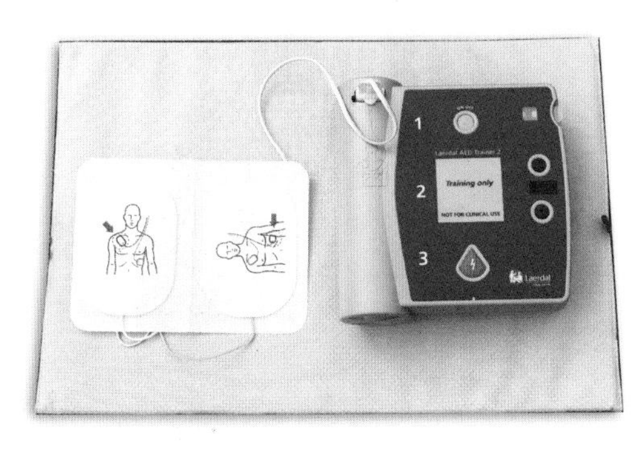

AED

现在在高铁站、飞机场、地铁站等公共场所都配备了 AED，可以请人尽快带到现场使用。

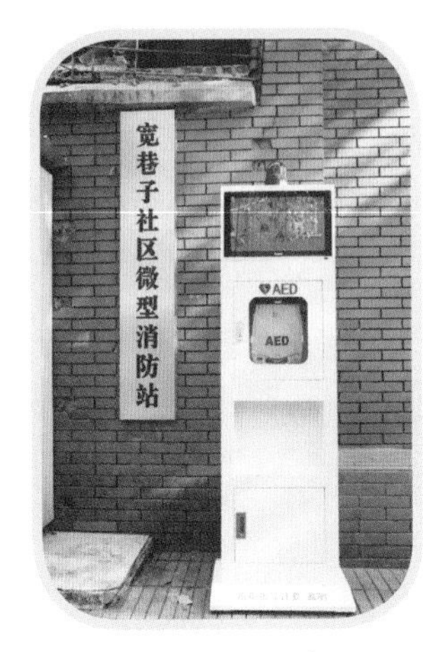

社区 AED 设备

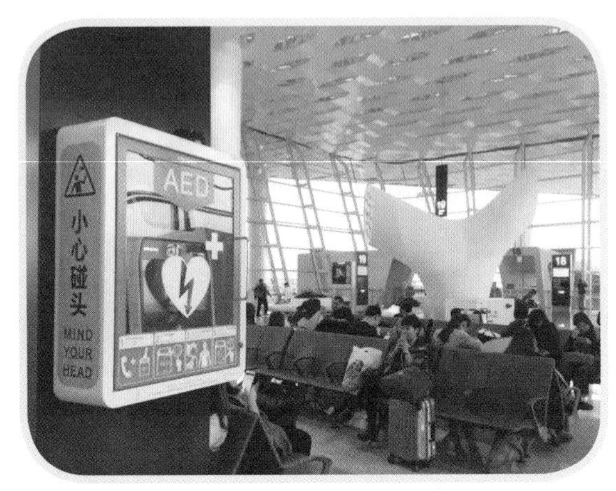

机场 AED 设备

2. AED 操作步骤

操作步骤十分简单，按下电源开关后，按语音提示进行简单操作即可。

第一步：首先取出 AED 机器，按下电源键（多为红色按钮），机器会自动发出指令，有些 AED 打开后会自动开机。

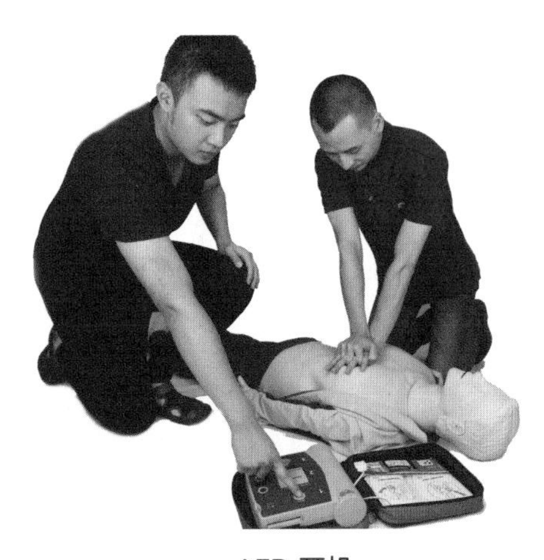

AED 开机

第二步：解开患者胸前衣物，露出胸前皮肤。如果胸前有汗液，需先擦干皮肤。

第三步：取出电极片，并撕下其贴布。按图示贴在患者皮肤上。

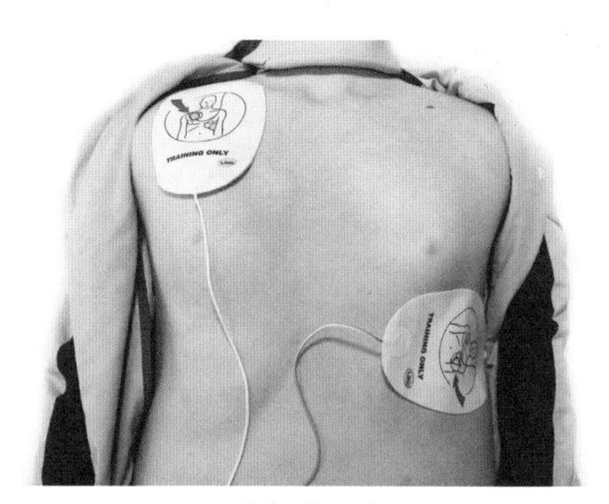

电极片示意图

第四步："将电极片贴到患者的皮肤上"并将"电极片的插头插到闪灯旁的插孔内"。

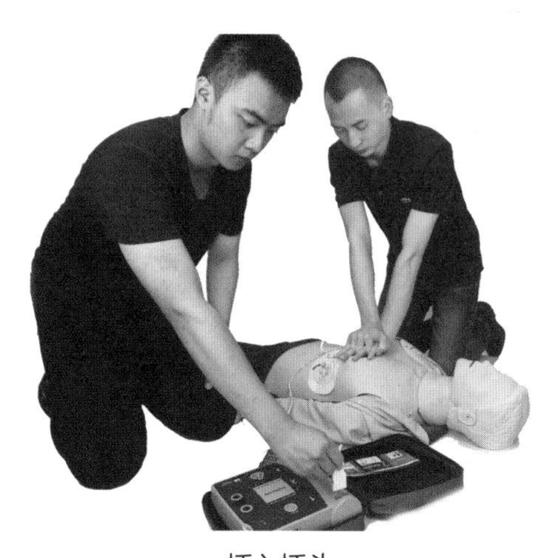

插入插头

第五步：当 AED 说"现在正在分析心律"时，停止心肺复苏术。

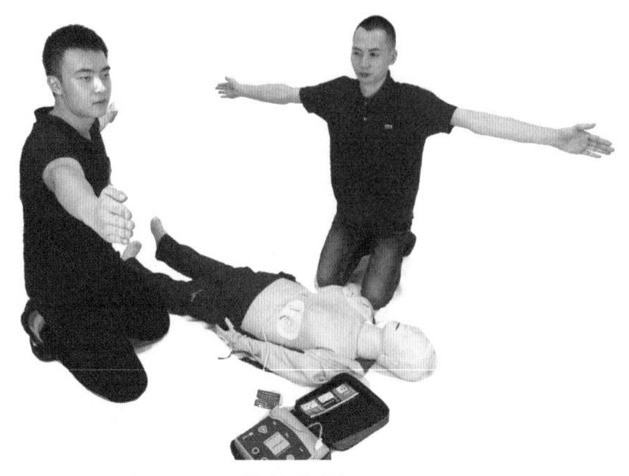

等待分析

第六步：如有室颤，AED 则自动充电，并提示“建议电击”，务必确认旁人和自己没有接触患者身体，按下电击键。完成除颤。

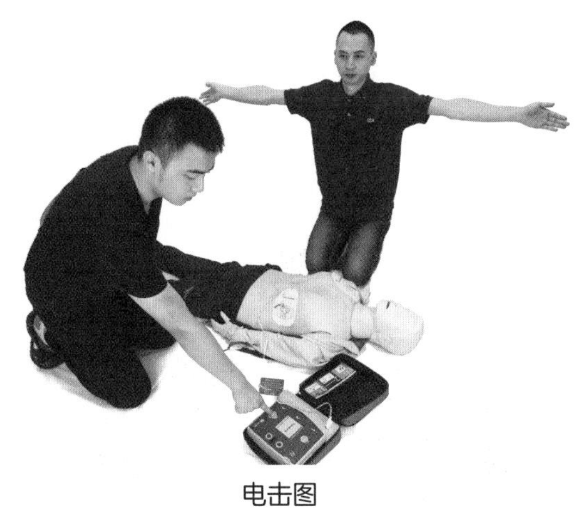

电击图

第七步：电击后，立即继续心肺复苏术。

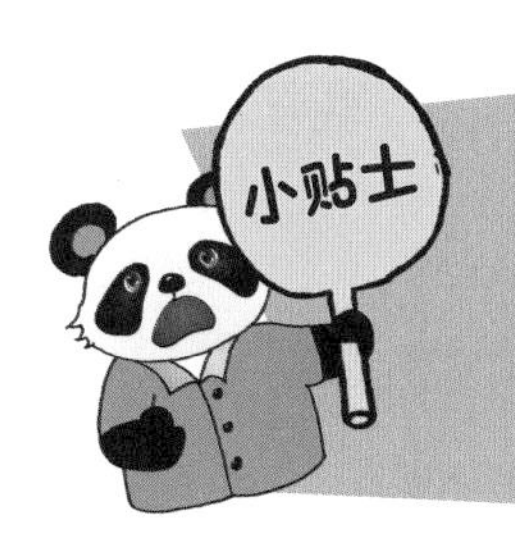

AED 操作很简单，开机，然后听机器提示音进行操作，你没有问题的！

雏鹰课堂

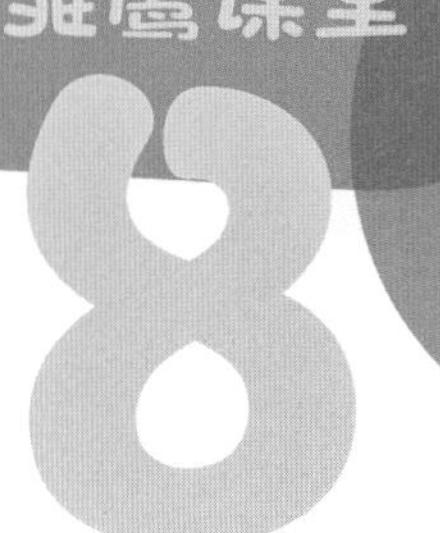

心肺复苏的其他问题

学习目标	掌握心肺复苏体位 了解儿童、婴儿的心肺复苏
建议适用人群	成人
建议讲授方法	实践教学

一、儿童、婴儿心肺复苏

1. 儿童、婴儿心肺复苏有什么区别

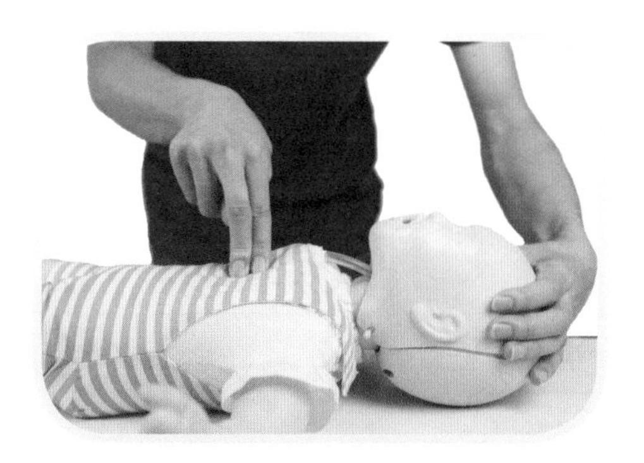

婴儿心肺复苏单手按压

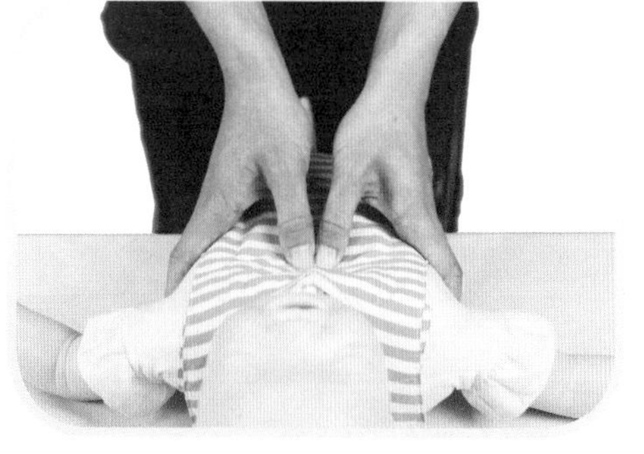

婴儿心肺复苏双手按压

2. 成人、儿童和婴儿心肺复苏的区别

成人、儿童和婴儿心肺复苏一览表

内容	成人和青少年	儿童（此处指 1 岁～18 岁的孩子）	婴儿（此处指不足 1 岁的孩子，除外新生儿）
现场安全	确保现场安全		
判断反应	轻拍高呼		拍打婴儿脚掌
启动应急反应系统	拨打 120，获取 AED	(1)目击倒地过程 拨打 120，获取 AED (2)无人目击倒地过程 先给予 2 分钟心肺复苏	
胸外心脏按压：人工呼吸次数	30 ∶ 2	1 名施救者：30 ∶ 2 2 名及以上施救者：每人 15 ∶ 2	
按压频率	100 ～ 120 次 / 分		
按压深度	5 ～ 6cm	约 5cm	约 4cm
按压位置	胸骨下半部	胸骨下半部	婴儿两乳头连线正下方
按压手法	双手	单手或双手	1 名施救者：食指、中指 2 手指 2 名及以上施救者：两拇指环绕
胸廓回弹	充分回弹		
心肺复苏循环间尽量减少中断	限制在 10 秒内		

二、复苏体位

1. 为什么要摆成复苏体位

有反应但神志不清的患者，如饮酒过量、心肺复苏刚刚成功后，应该有科学的体位，只有这样才能保证急救成功。否则患者意识不清时，呕吐物或口腔分泌物可能顺着气管进入肺，发生窒息导致二次伤害。

2. 如何摆成复苏体位

步骤 1：将患者仰面平置于地面，把患者近侧上肢摆成约直角。

步骤 2：将患者远侧下肢屈曲支起。

步骤 3：操作者一手握住患者远侧上肢，一手握住患者远侧下肢的膝盖，将患者向自己的方向翻动。

步骤 4：将其远侧手掌手心向下置于颌下，面口稍向地面，头稍后仰。远侧下肢膝盖置于地面，起三角支撑作用。整个身体平面与地面成 45° 角。

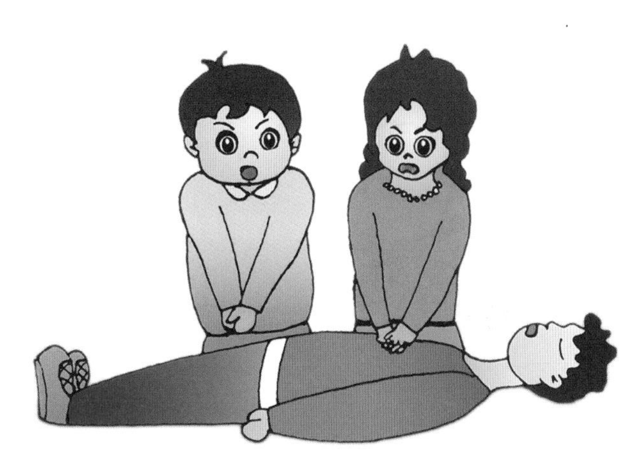

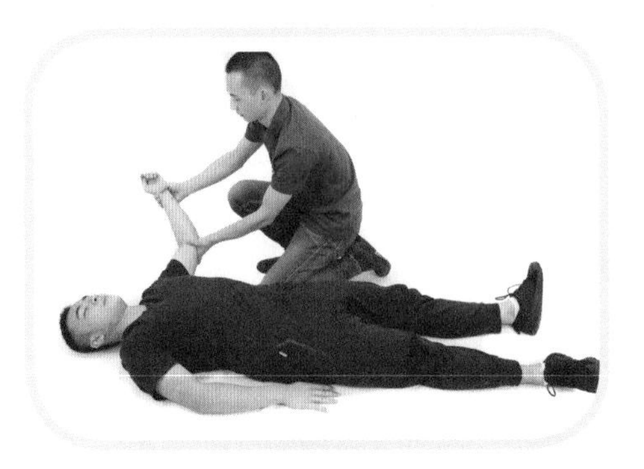

步骤 1

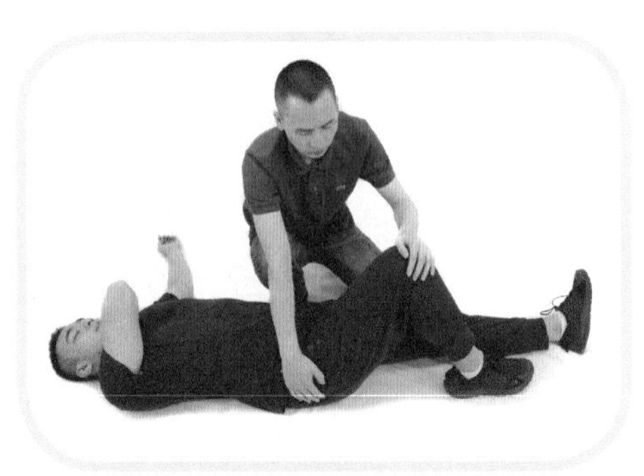

步骤 2

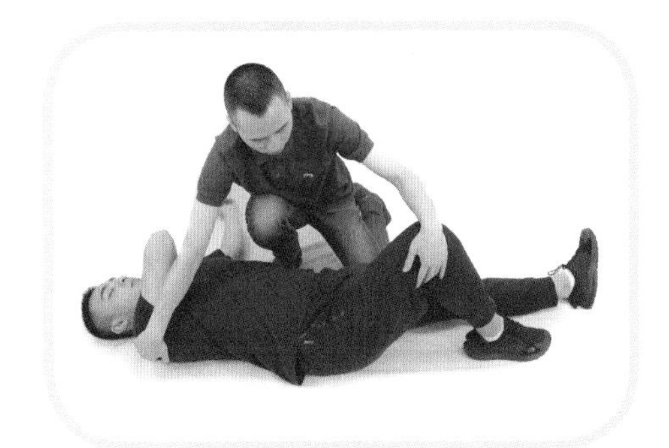

步骤 3

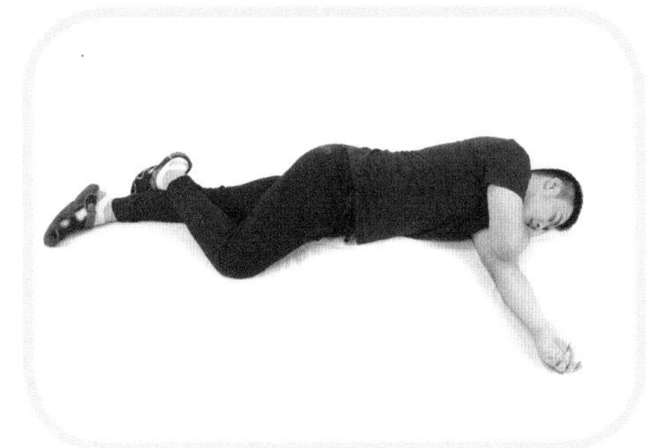

步骤 4

（5）每隔 2 分钟重复检查患者的呼吸、心跳、皮肤、反应等情况，如有异常立即开始急救。

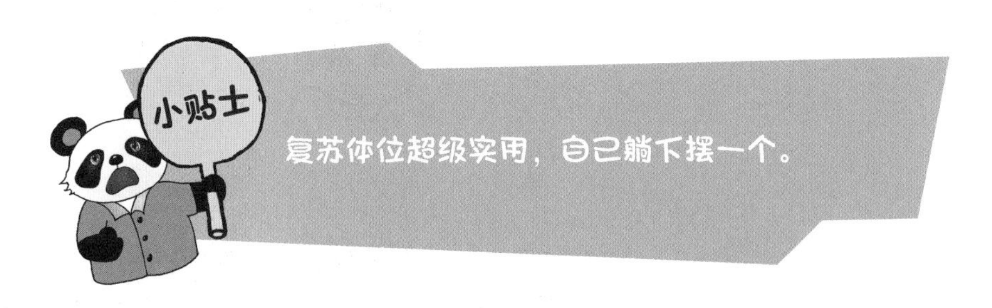

3. 什么时候能结束心肺复苏呢

（1）活了：呼吸恢复，有反应了，能呻吟，能动。

（2）到了：专业急救人员到达现场。

4. 除颤还是按压

（1）患者往往不会倒在 AED 旁边，因此应该立即开始心肺复苏，并找人帮忙取来 AED，AED 到位后立即使用，AED 会自行判断是否除颤。如果不除颤，则立即接着按压。

（2）如果现场只有一人，AED 就在患者身边，应该先使用 AED。

5. 如何提高心脏骤停患者心肺复苏的成功率

（1）生存链环，环环相扣。

（2）高质量的胸外心脏按压。

（3）AED 的使用。

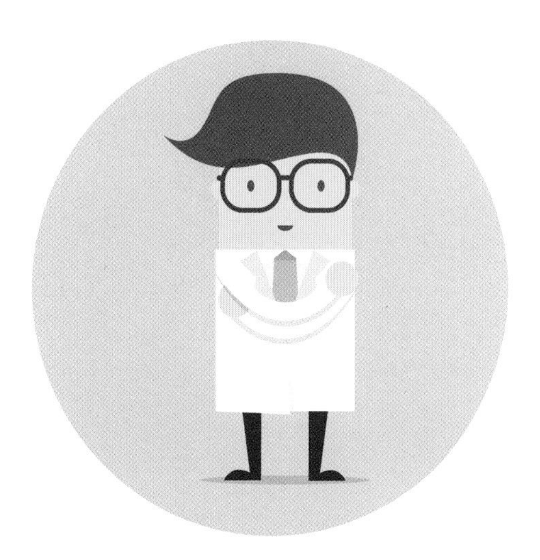

三、思考题

1. 心肺复苏指南中胸外按压的部位为（　）

   A. 双乳头之间，胸部正中部

   B. 心尖部

   C. 胸骨中段

   D. 胸骨左缘第五肋间

2. 心肺复苏中胸外按压与通气比为（　）

   A. 30 ：2

   B. 15 ：2

   C. 30 ：1

   D. 15 ：1

3. 成人心肺复苏胸外按压深度至少为（　）

   A. 3cm

   B. 4cm

   C. 5～6cm

   D. 6cm

答案：1. A　2. A　3. C

第四部分

创伤急救

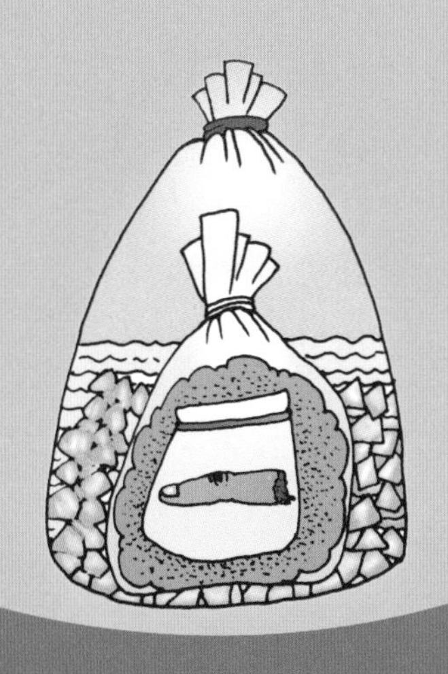

初次伤情评估

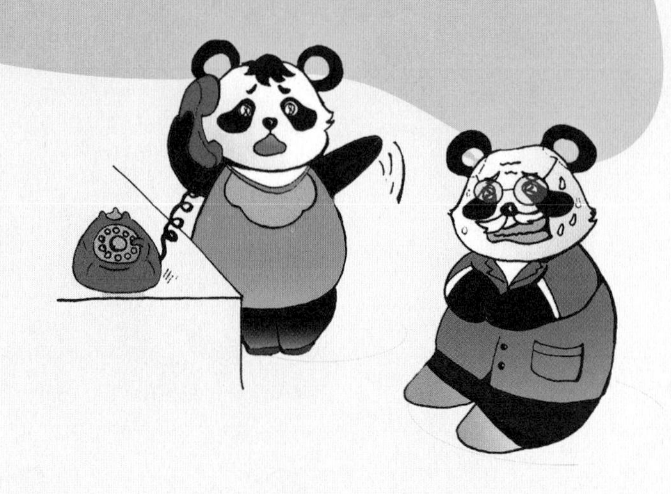

创伤是因机械因素引起人体组织或器官的破坏。“世界卫生组织（WHO）道路交通伤事故表”No.358中提到，世界每年因各类意外事故致死者超过580万人，也就是说，每10秒钟就有1人死于非命。患者的死亡呈3个高峰分布，第一死亡高峰出现在事故后60分钟内，占死亡数量的50%，称之为现场死亡；第二死亡高峰出现在事故后2～4小时内，即早期死亡，这类患者是救治的主要对象，临床上的抢救也主要集中在这个阶段；第三死亡高峰出现在事故后1～4周，占死亡数量的20%。如果能在“黄金一小时”内对伤者进行急救，可极大程度地减少其伤亡率。

因此，公众应具备一定的基本急救知识和技术，可以在专业救援人员抵达前，开展自救、互救，可以大大减少人员伤亡。

雏鹰课堂 1

哪些创伤患者不能动

学习目标	掌握初次伤情评估
建议适用人群	高中以上
建议讲授方法	情景教学

一、“动”还是“不动”

1. 伤情严重的——不随意动

初次伤情评估也就是第一次评估，怎么做呢？大家还记得急救基本功吗？意识、呼吸、脉搏任何一项异常，就说明是比较严重的创伤，不能随便动！

第一步：确保现场环境安全，避免感染，保护自己。

第二步：检查患者的反应，“轻拍高呼”，观察伤者的反应。

第三步：检查气道是否通畅，能否说话、能否咳嗽。

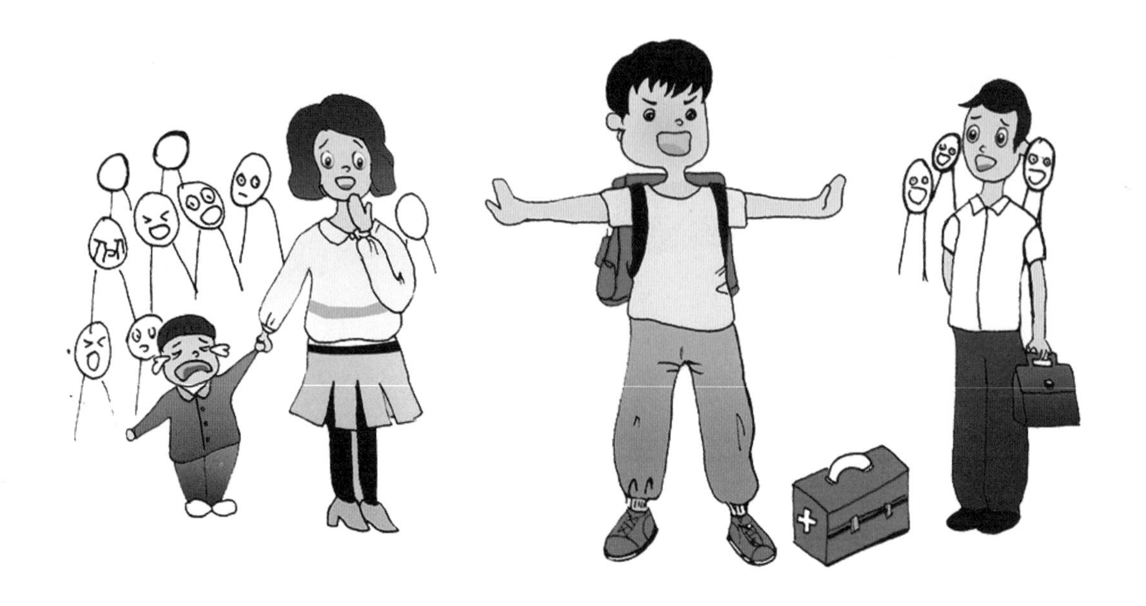

第四步：检查呼吸和颈椎，有无呼吸以及呼吸频率是否正常，颈部有无疼痛。

第五步：检查脉搏，桡动脉能否摸到（手腕横纹下 1cm，即医生把脉的地方），有没有明显的外出血？

小贴士
伤情评估需每 5～15 分钟反复评估，根据情况及时处理。

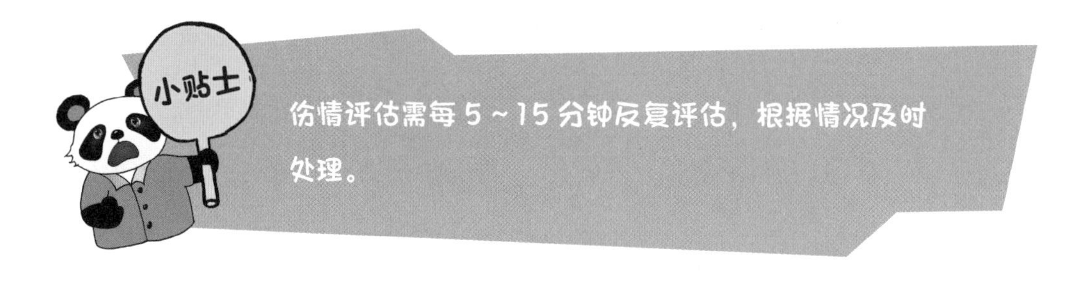

2. 受伤机制复杂的——不随意动

高处坠伤、严重车祸伤、重物砸伤，尤其是合并颈部、腰背部疼痛者，如果现场是安全的，不要随意挪动伤员，以免造成二次损伤。

3. 其他潜在危重创伤，需立即就医的情况——不随意动

头部、胸腹部创伤评估表

受伤部位	伤情症状	注意事项
头部创伤	1. 出现没有反应的时候，哪怕只是很短暂的时间。 2. 头部剧烈疼痛，出现呕吐。 3. 眼睛视物模糊。 4. 说话困难，手脚无力。 5. 血液或液体从头部、耳朵或鼻中流出。 6. 眩晕，失去平衡	头部创伤有较高的死亡率和致残率，所有的头部创伤都有可能造成即时或迟发性意识障碍，都有潜在的严重后果
胸部创伤	伤员胸部疼痛、呼吸困难，面、唇、甲发绀（紫蓝色）、咯血	常取坐位，保持呼吸道通畅，不可饮食、饮水
腹部创伤	腹腔中内脏最多，内脏创伤的严重程度一般很难从表面看出来。 伤者有以下症状：腹部疼痛、休克、呕吐、便血。 触摸腹部的各个方位，确认有无压痛	仰卧，双膝稍微弯曲，松开束紧的衣物，如腰带、皮带等，减轻对伤口的牵引，立即到医院就诊

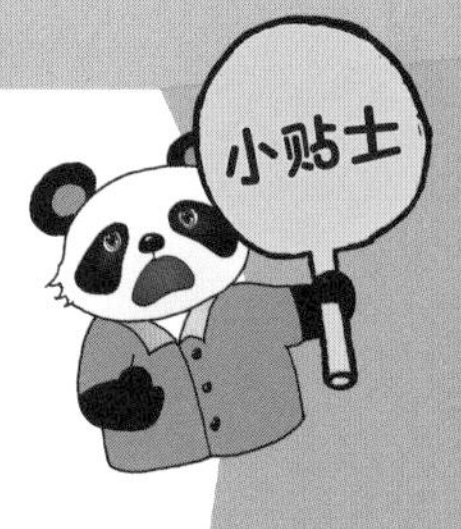

对于头部、胸腹部、腹部损伤者，应禁止进食，绝不能用热水袋热敷，并应尽快就医，按医嘱处理。在受伤现场，患者有“痛”即视为有“伤”，不必过细检查，以避免增加其疼痛、加重损伤。

二、情景教学

老师或同伴，分别扮演不同伤情的伤员，进行评估！

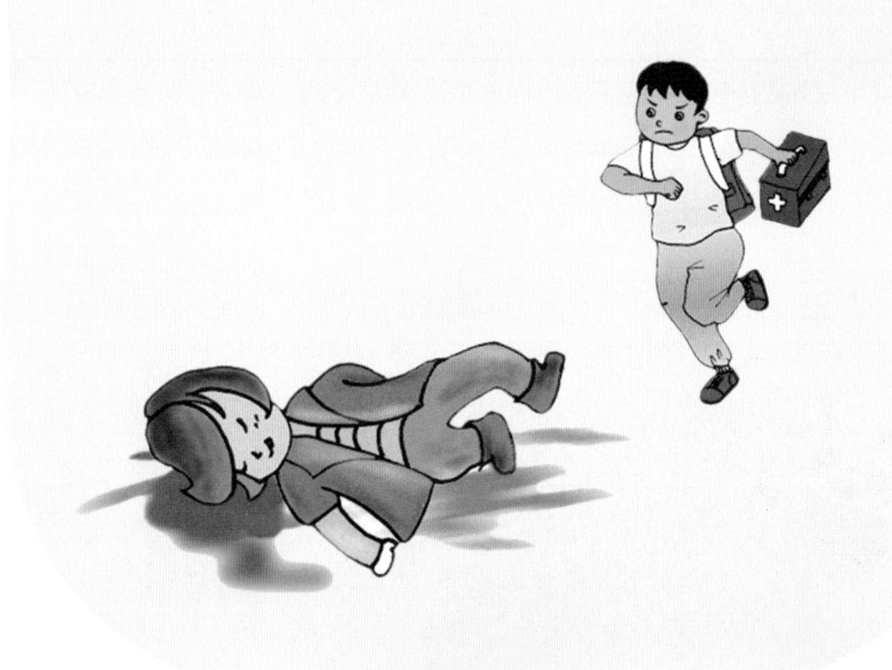

雏鹰课堂 2

止血——创伤急救第一要素

学习目标 ▶	掌握压迫止血法 了解其他止血方法
建议适用人群 ▶	儿童即可学习，青少年掌握
建议讲授方法 ▶	情景实践

一、血管

1. 认识我们的血管

血液是生命中不可缺少的物质，氧气以及消化道吸收的营养物质，都必须依靠循环系统的运输才能到达全身组织。血管就像是人体内部的高速公路，负责人体内氧气和能量的运输。人体全身各处遍布血管，总长 6 万里，可以绕地球两周半。每年泵出血液 250 万升。血液在人体循环流动就叫血液循环，血液绕人体走 1 圈的时间不足 1 分钟。

2. 身体内的血管出血

（1）动脉出血：血液呈鲜红色，呈喷射状。单位时间内出血量大，危险大。

（2）静脉出血：血液呈暗红色，呈涌出状。大静脉出血并不比小动脉出血对人体危害小。

（3）毛细血管出血：血液呈鲜红色，呈片状渗出状。如皮肤擦伤、口唇黏膜损伤，危险性较小。

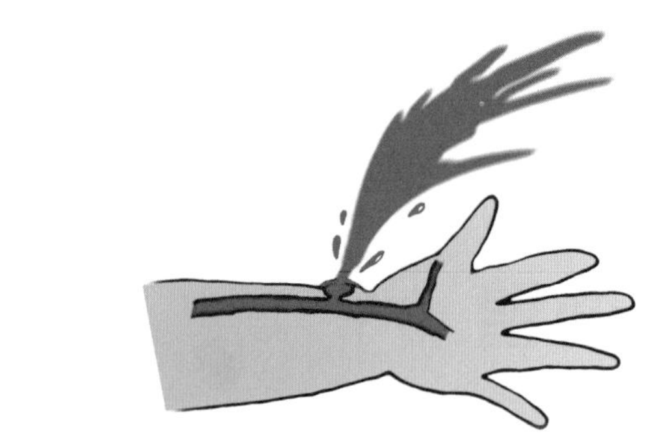

动脉出血

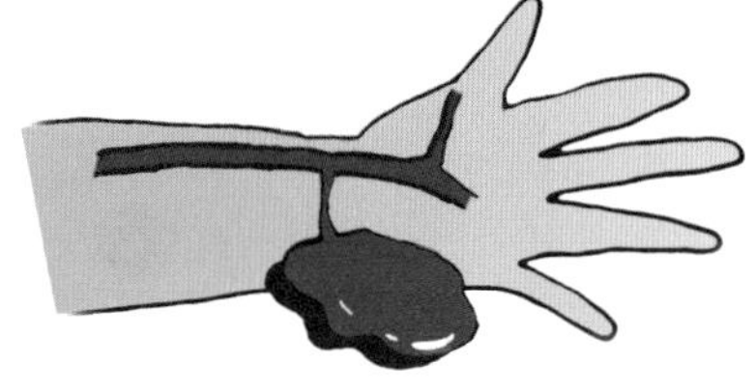

静脉出血

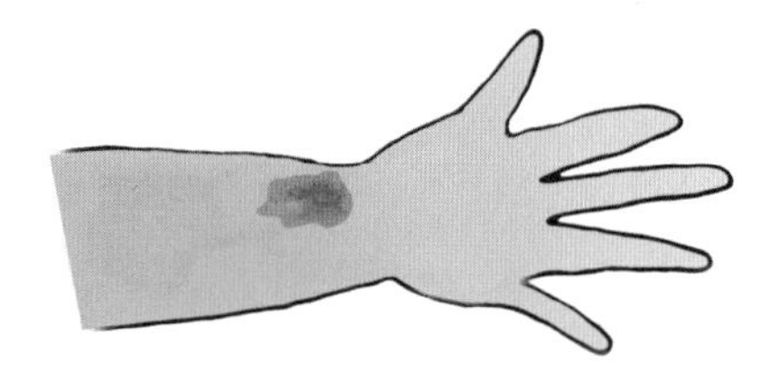

毛细血管出血

3. 静脉和动脉血液流动的方向一样吗

（1）在静脉血管中，血液朝着心脏的方向流动。

（2）在动脉血管中，血液从心脏流向全身各处。

（3）握紧拳头，我们看到的青色条状管道就是静脉。我们输液、抽血就是通过静脉。

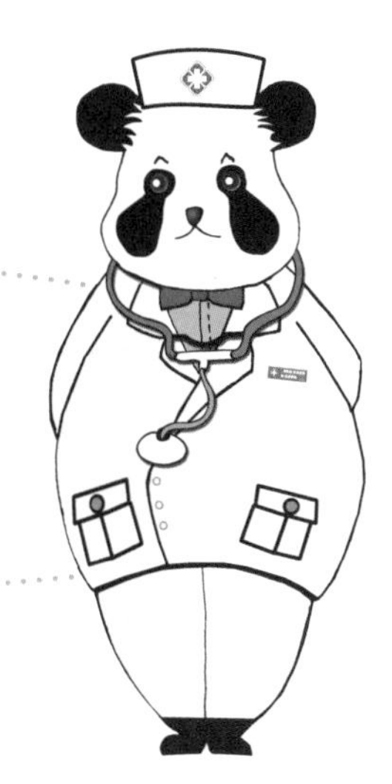

试一试

大家仔细找找，你看得到自己的动脉吗？

4. 人体含有多少血液，可以流多久

人体的总血量，占体重的 7% ~8%。比如重 60kg 的成年人，按照最大量 8% 来算，此人只有 4800ml 的血。

试一试

4800ml 血液会在多长的时间流光？准备 1 袋 250ml 的牛奶，在没有压力的情况下，剪开一个直径约 0.3cm 的口子，看看牛奶多久会流光？

5. 出血的后果

如果出血量小于总血量的 5%，即 200 ~ 400ml，人体可自动代偿；若超过总血量 20%，即大于 1000ml 时，受伤者会出现面色苍白、呼吸快速、头晕、心率增快、肢体湿冷等休克症状；超过总血量 40%，即超过 2000ml 时，会出现多个器官损害，导致死亡。

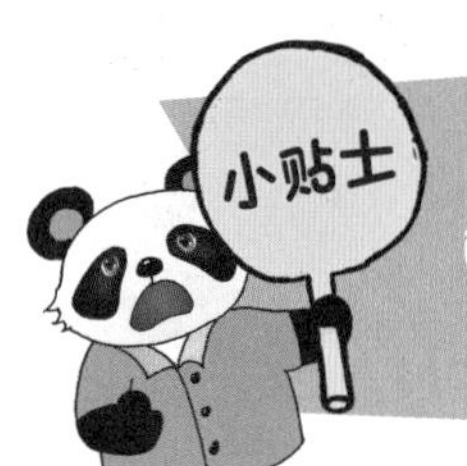

因此，创伤大量出血，第一时间控制出血为急救关键。

6. 直接压迫止血法

（1）这个方法适用于所有外出血的情况。上面已经提到了血液的重要性，因此，任何外出血都应该首先压迫止血。大多数出血可通过加压止住。

（2）原则为先压后包。

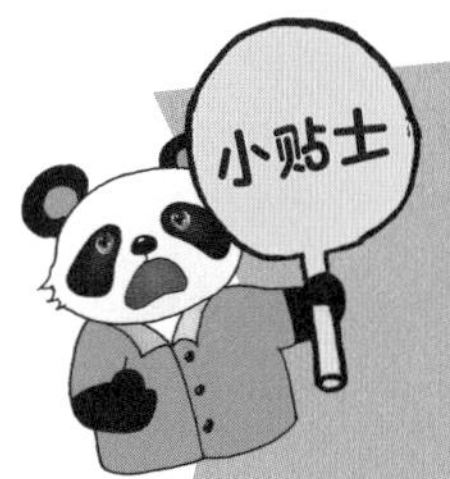

止血之前，救助者首先要保护好自己。戴好手套或者用塑料袋覆盖在敷料上，以避免感染血液传播性疾病。

（3）操作方法

第一步：把清洁敷料放在伤口上，通过加压压迫来达到止血的目的，至少按压 5 分钟。可就地取材，用干净毛巾、衣物或者卫生巾等来代替。如果出血持续，则需增加更多的敷料，更用力压迫，切勿强行撕去已覆盖的敷料。

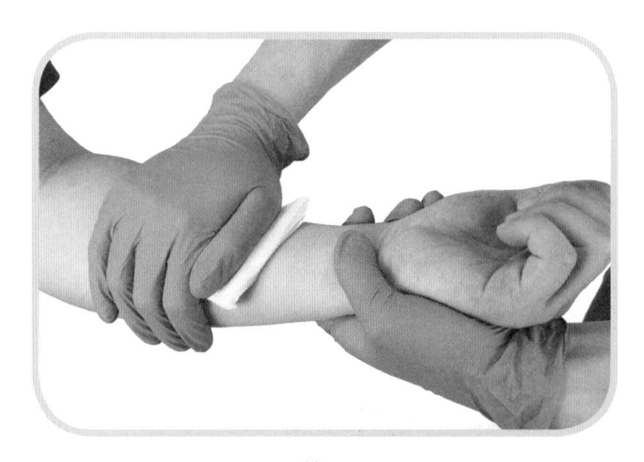

按压

第二步：加压固定，使用绷带或带状物进行固定，保持一定的压力。

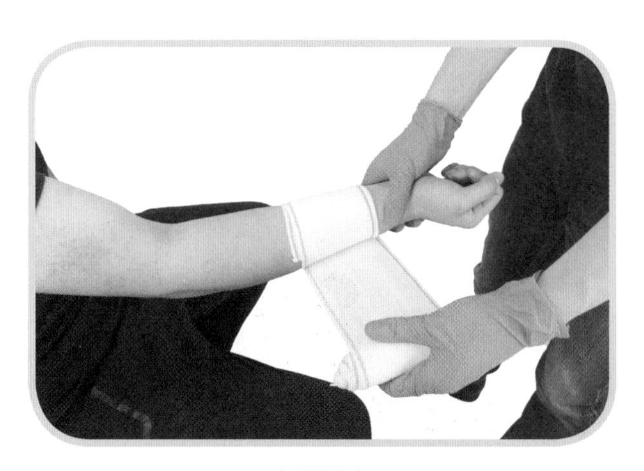

加压固定

7. 间接压迫止血法

有异物插入人体时采用的止血方法。如果有异物，避开异物，在伤口周围施压固定。异物插入身体中，本身有压迫止血的作用，绝对不能随意将异物拔出。一旦拔出，可能导致大量出血。

因此，借助大量敷料在异物周围做压迫，施压减少出血，可达到止血的目的。但要注意不要把异物压入伤口以免造成更大的伤害，也尽可能不要摇动异物，避免包扎时压住异物。

步骤 1

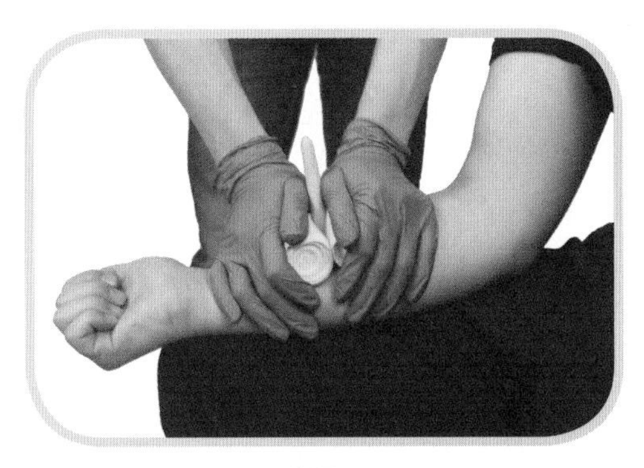

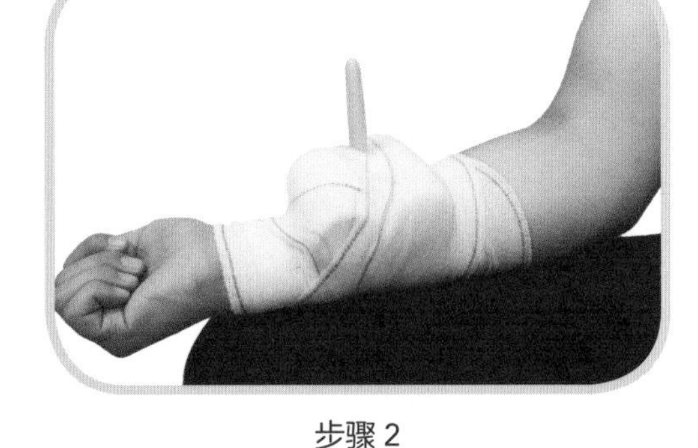

步骤 2

间接压迫止血（有专业绷带等物品时）

小贴士
避免在搬动时因异物多次移动造成二次损伤。

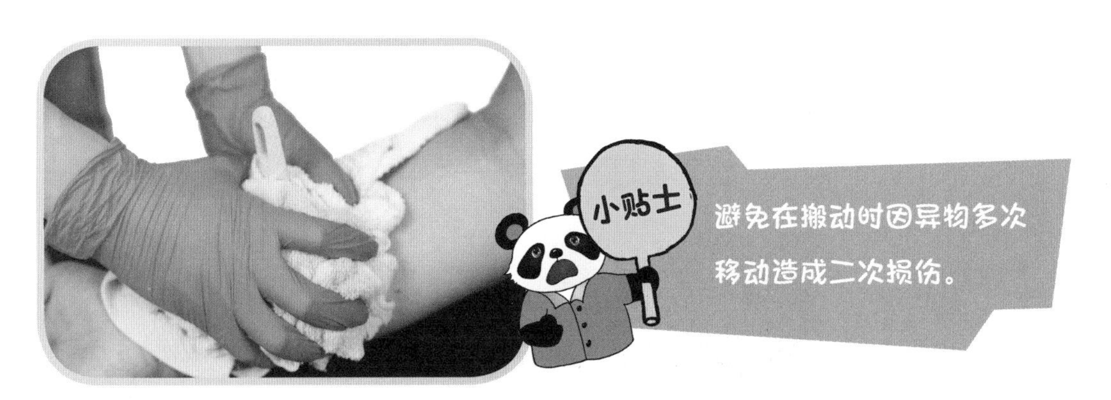

间接压迫止血（没有专业绷带等物品时）

8. 指压止血法

不需要任何辅助工具，使用手指或手掌压迫相对表浅的动脉。指压止血是针对喷射性动脉出血的临时止血方法。常用的指压止血有以下几种情况。

（1）前臂大出血

指压部位：肱动脉。

方法：用拇指压迫伤侧上臂中段，肱二头肌内侧，用力压向肱骨。

（2）手掌、手背大出血

指压部位：尺桡动脉。

方法：双手的拇指分别压迫伤侧腕横纹上方 1～2cm 处，压向深面骨头。

（3）手指 / 脚趾大出血

指压部位：指 / 趾动脉

方法：抬高手指 / 脚趾，用拇指及食指压迫伤指 / 趾两侧根部。

（4）下肢大出血

指压部位：股动脉。

方法：用双手拇指或手掌根部叠加压在大腿根部内侧。

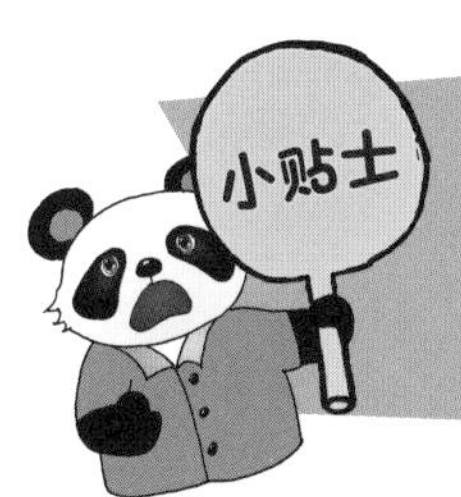

指压止血法，仅作为突发大出血的第一步急救操作。

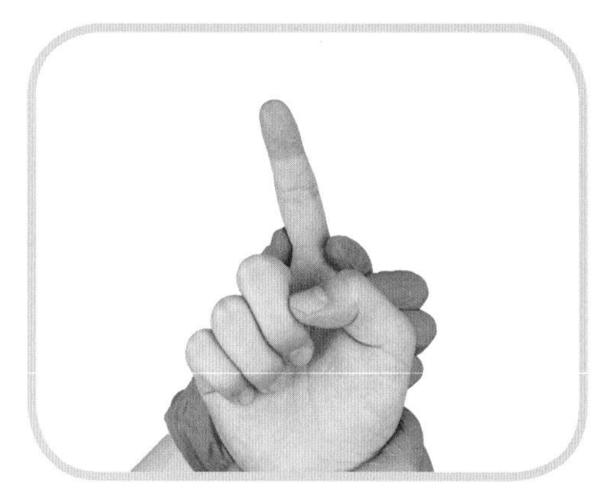

手指大出血压迫

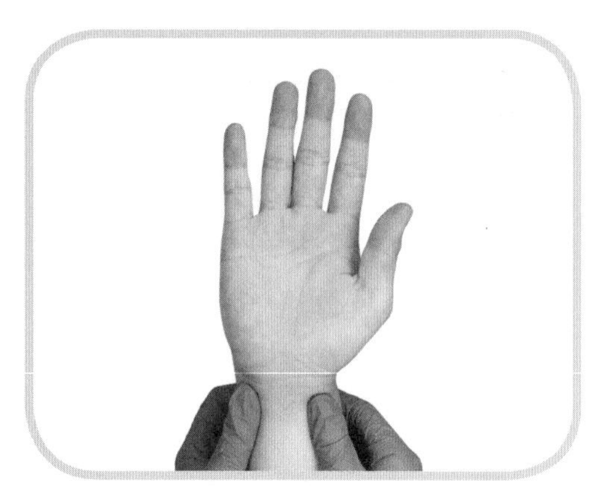

手掌、手背大出血压迫

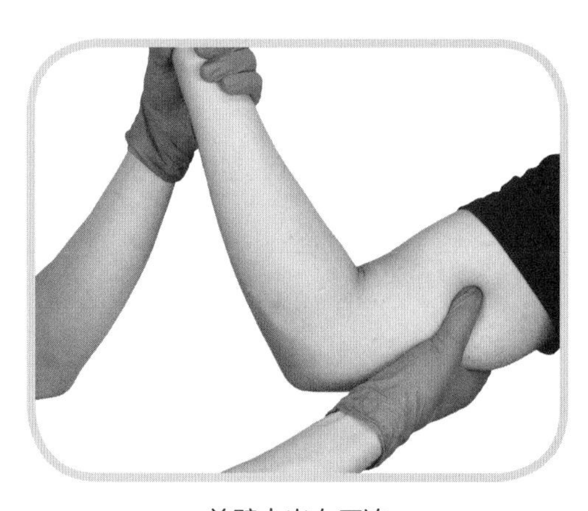

前臂大出血压迫

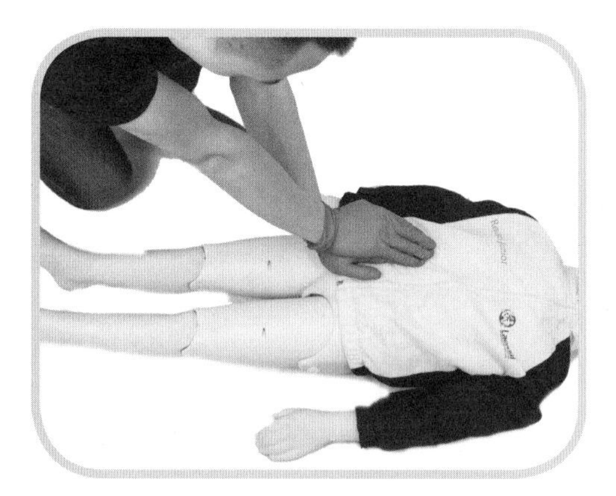

下肢大出血压迫

9. 填塞止血法

组织缺损处出血，如弹道伤，使用干净敷料填塞压迫。

10. 止血带止血

止血带能有效控制 80% 的大出血，当压迫止血无法实施，如断肢，或者压迫不能有效止血时使用。这是一种弃车保帅的做法，虽然止血带会导致末梢神经麻痹和血液循环障碍，严重的会引起肢体坏死，但却是挽救生命的紧急做法。

（1）止血带要求至少宽 4cm。

（2）应用部位：大出血伤口的近端（靠近心脏的一端），距离伤口大约 5cm 的位置。

（3）松紧程度：远端伤口不出血即可。

（4）仍在出血怎么办？紧靠第一个止血带，在旁边再加一个止血带。

（5）分别记录时间。

（6）是否一段时间放松止血带？一旦应用了止血带，就应该将其留置原处，直到出血停止。

（7）注意事项：绝不可使用铁丝、鱼线、电线等。

简易止血带的制作步骤。

第一步：衬垫围绕。

第二步：打一活结。

第三步：将绞棒插入活结中。

小贴士
一旦使用止血带，止血带部位不应被遮盖。

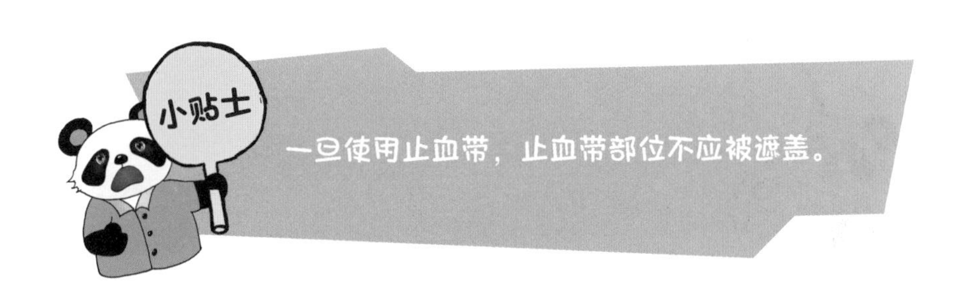

第四步：旋转绞棒，至出血停止或远端动脉搏动消失。

第五步：绞棒插入活结内。

第六步：收紧活结。

第七步：在醒目部位做好标记（止血操作的时间）。

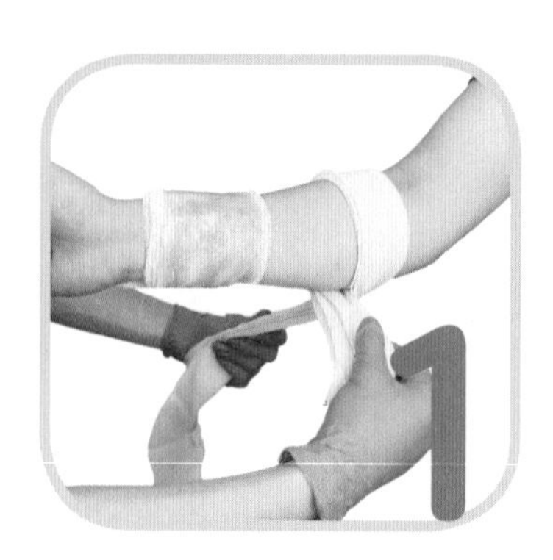

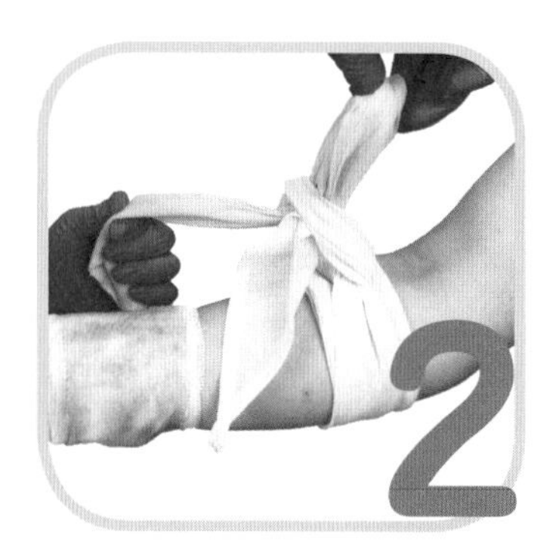

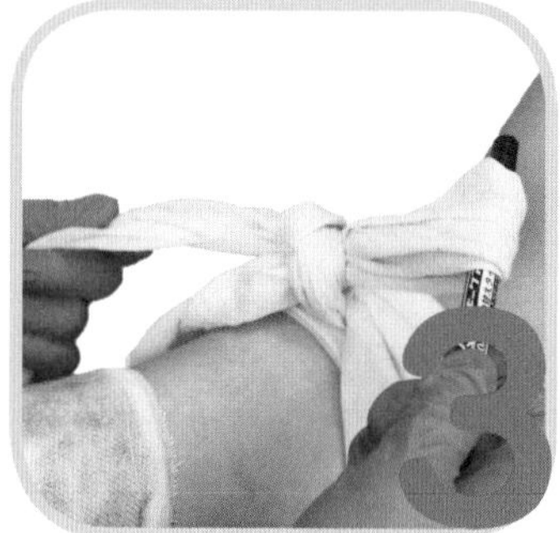

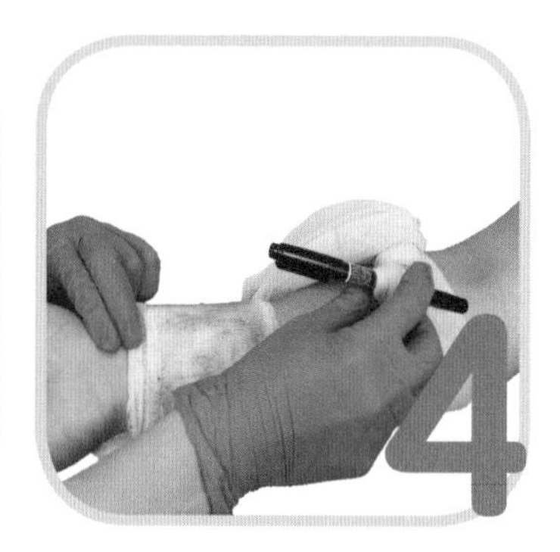

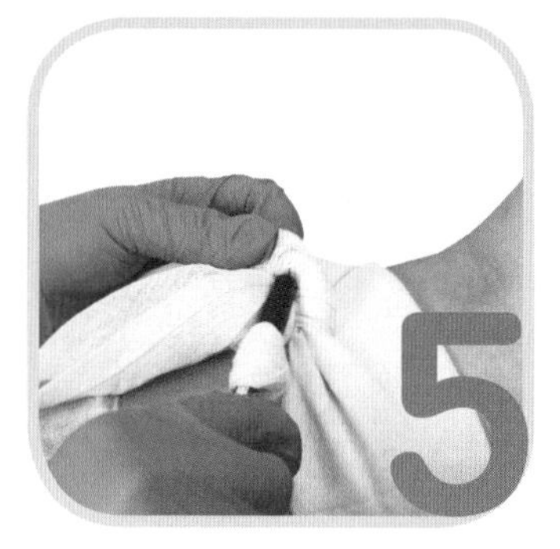

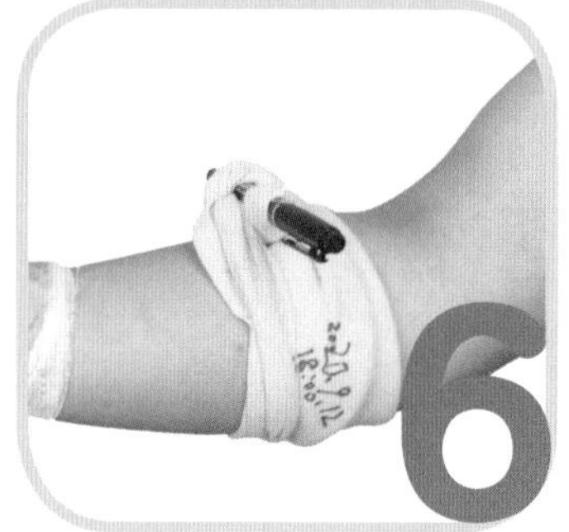

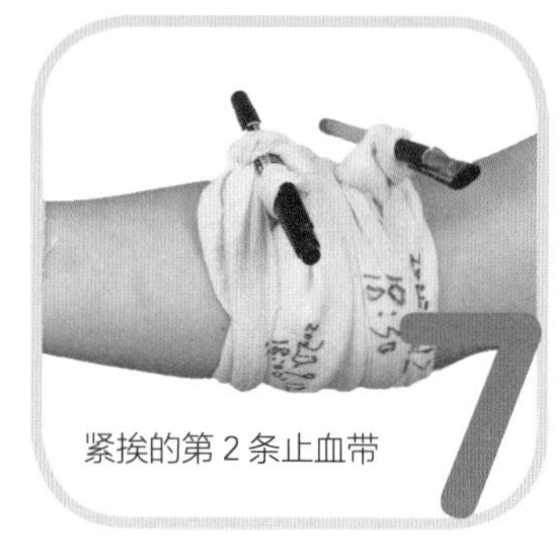

止血带止血步骤图

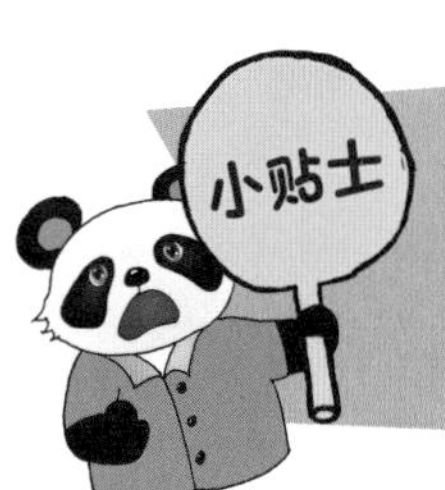

作为急诊科医生，我必须提醒你，这一课的内容非常重要，关键时能救命。

二、情景实践

现在假设你的右手腕被割伤了，血正在涌出来，怎么办？

1. 马上看看你身边有什么干净的材料？（有什么用什么。）

2. 立即压迫止血，压多久呢？（5 分钟，同时找人帮忙拨打急救电话。）

3. 血没有止住，该怎么办？再增加敷料？指压动脉？上止血带？（很好，继续增加敷料，请旁人协助用力压。）

4. 血仍然没有止住，上止血带，身边有什么可以制作止血带？（4cm 宽的带子。）

5. 在止血带的什么位置标注上时间（止血带的醒目位置。）

6. 血还是没有止住，怎么办？（紧挨着，再上一根止血带。）

7. 120 急救人员到了，你做得很好！

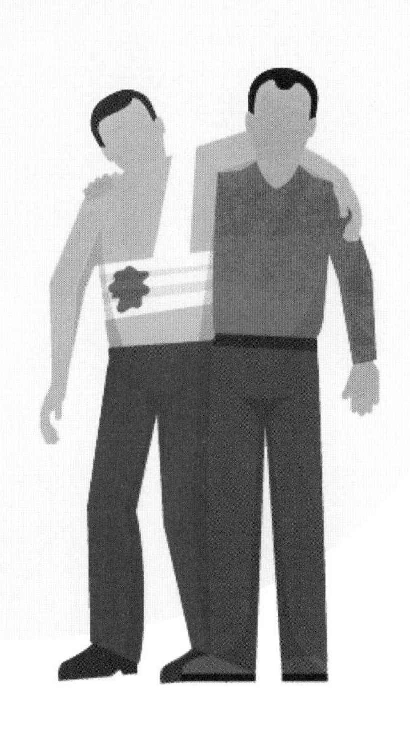

雏鹰课堂 3

包扎——止血、保护伤口

学习目标 ▶	了解伤口包扎的方法 掌握轻微擦伤的处理
建议适用人群 ▶	小学一年级以上
建议讲授方法 ▶	实践教学

一、包扎

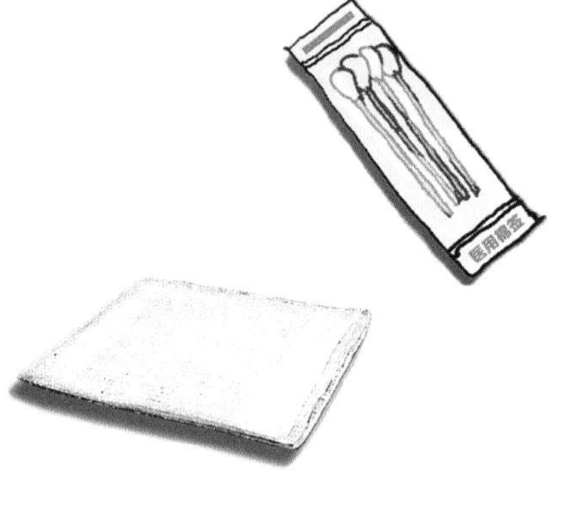

1. 为什么要包扎

包扎可以压迫止血、保护伤口、减轻疼痛。

2. 哪些情况需要包扎

（1）出血的伤口已经通过压迫止血，但是松手后仍会出血，可以通过包扎稍稍施压止血。如果松手后没有出血，可以不用包扎到医院就诊。

（2）外露的器官，如骨头、肠子，需要包扎。

（3）关节的挫伤，需要绷带固定止痛。

3. 用什么来包扎

绷带、三角巾、干净的围巾、衣物、创可贴等。

4. 擦伤的处理

擦伤是最轻微的一种损伤，仅仅伤及皮肤表层，可见表皮有少许出血点及渗血。受伤时，伤口通常会留有泥土、砂石等杂质，这些杂质会增加细菌感染的机会，并且有可能加重感染，或留下难以治愈的疤痕，因此就算再小的伤口也不能马虎。

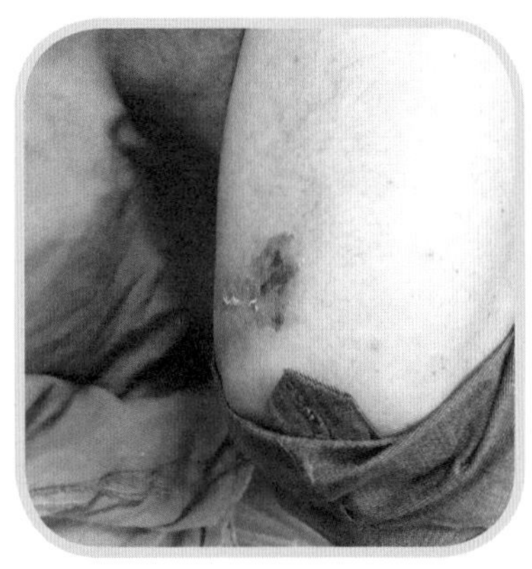

擦伤图

处理原则：止血、防止感染、帮助愈合。

第一步：清洗双手。用肥皂洗手，最好戴上手套。不要用脏手触碰伤口，有细菌感染的风险。

第二步：压迫出血处。表皮渗血会很快停止。

第三步：洁净伤口。用生理盐水或清水冲洗伤口附近，要充分冲洗。不要直接冲在伤口上，否则会加重对伤口的进一步损害。

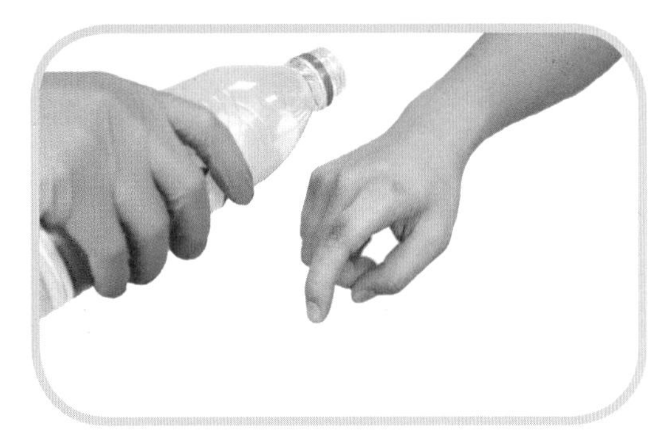

洁净伤口

第四步：伤口消毒。使用消毒剂，减少伤口处病原体的数量。

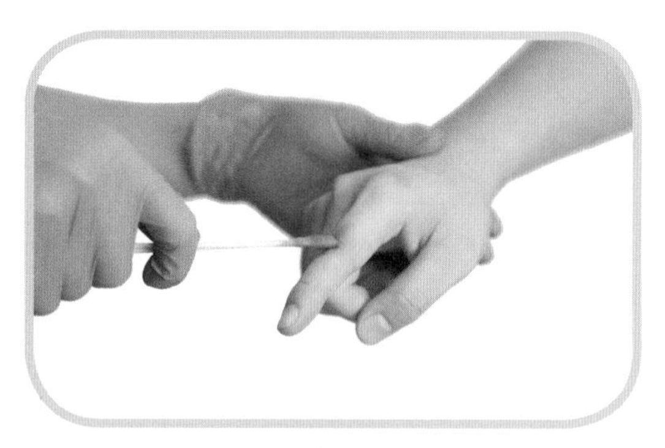

洁净伤口

第五步：敷上干净纱布，小的伤口可以使用创可贴。

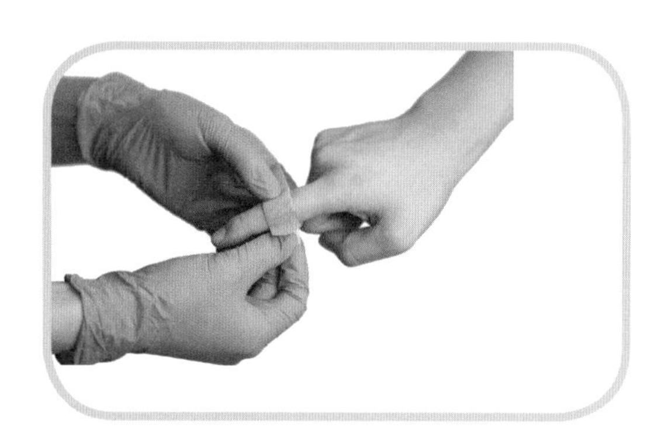

创可贴

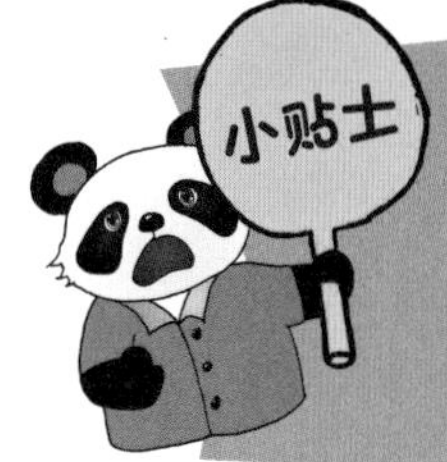

如果伤口处不会经常被摩擦，可以不用包扎。经常被摩擦的地方如手指、脚趾，可以局部使用创可贴、敷料及胶布固定。

5. 脚扭了是什么伤，需要包扎吗

（1）脚扭伤就是踝关节扭伤，是外力作用超过了关节的活动范围，导致踝关节损伤。

（2）常表现为局部疼痛、肿胀，有时甚至出现皮下淤血。如果肿胀明显，不能走路，需要到医院进一步诊治。

（3）急救处理正确的方法：RICE（大米）法，① rest（休息）；② ice（冷敷）；③ compress（加压）；④ elevation（抬高）。

第一步：制动冰敷。使用的物品包括干净的毛巾和冰袋。

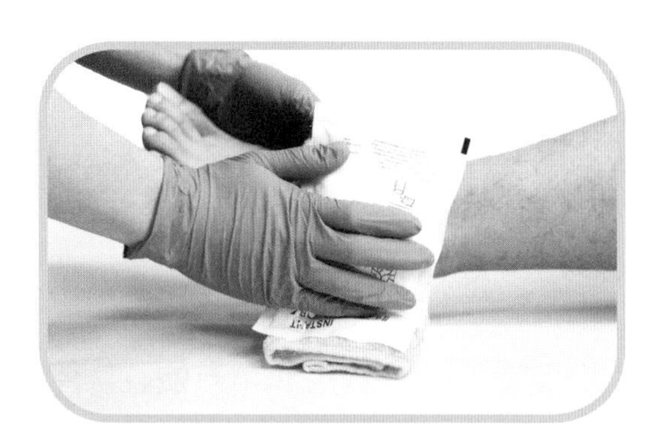

局部冰敷

第二步：固定加压。

第三步：抬高患肢。可防止过多的血液流入受伤的部位，减轻肿胀、疼痛。

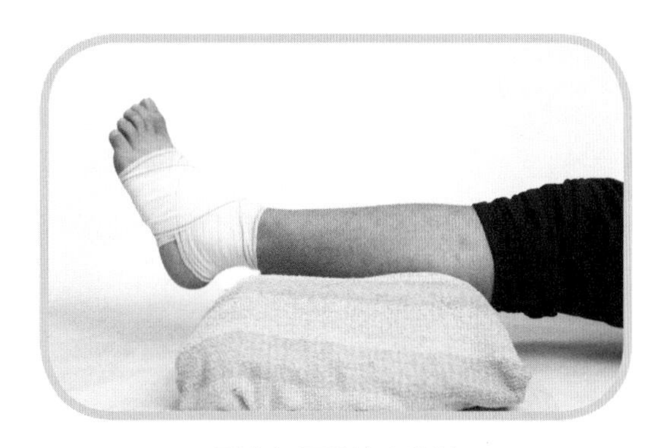

固定加压并抬高患肢

第四步：继续冰敷。用干净的毛巾包裹冰袋，紧贴伤处。大约每隔 20 分钟，停敷 10 分钟，防止冻伤。一般持续可 24 小时。

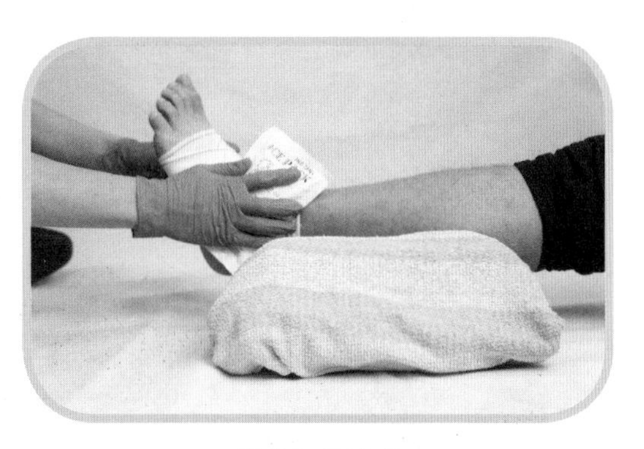

抬高加压冰敷

6. 皮肤裂伤是否需要包扎

如伤得较深，需要缝合的伤口，原则是不冲洗、不上药，只要做好止血工作，通过包扎保护伤口后，立即送医院。

7. 使用绷带包扎

这是现场急救中非常方便、实用的止血包扎方法。

（1）由远到近。

（2）起始处环形包扎 2 圈以固定。

（3）缠绕时每 1 圈压住上 1 圈的 2/3，露出 1/3。

（4）肢体粗细差不多时采用螺旋包扎。

（5）关节处采用 8 字包扎。

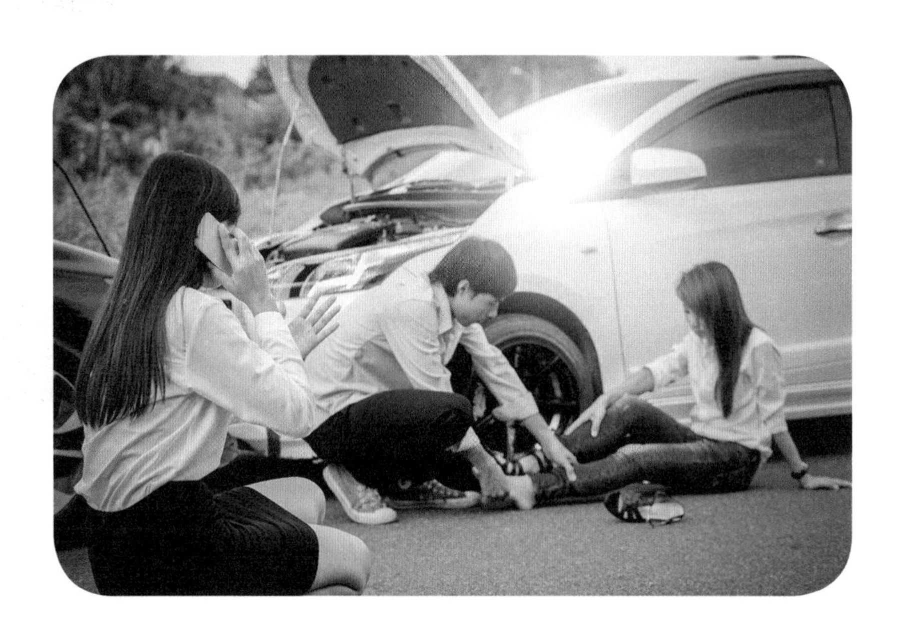

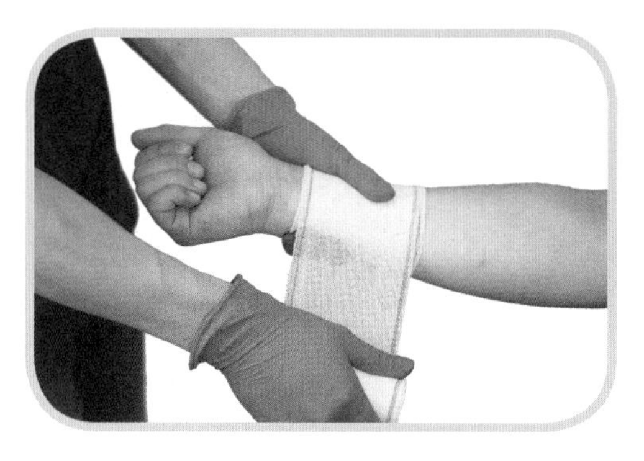

起始环形包扎 2 圈

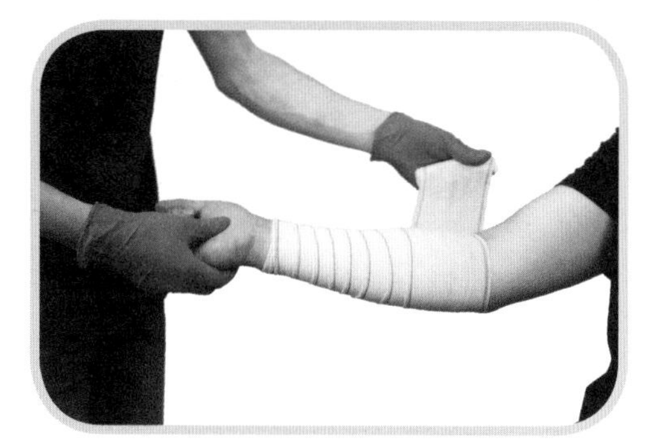

差不多粗细时采用螺旋包扎

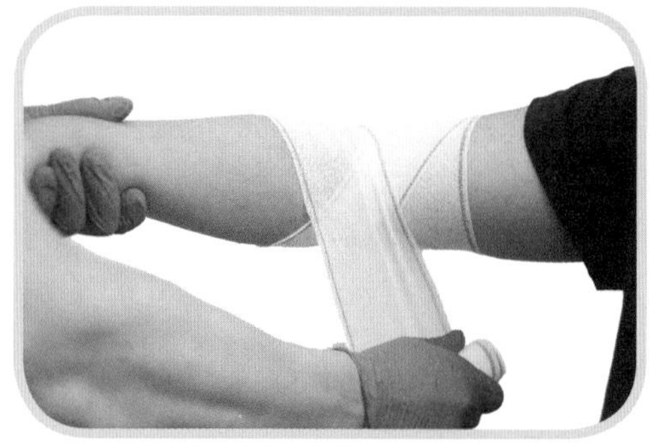

关节处采用 8 字包扎

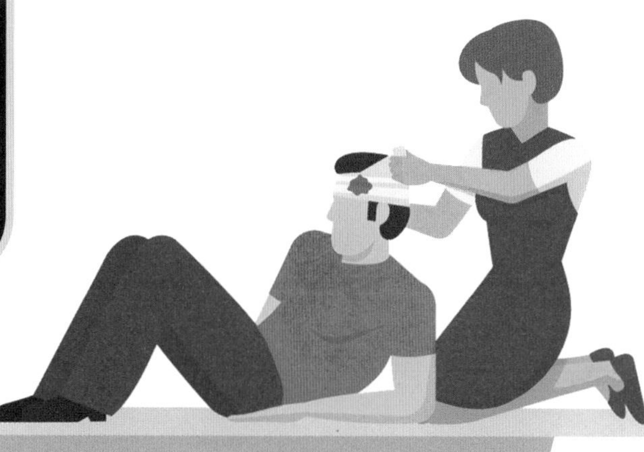

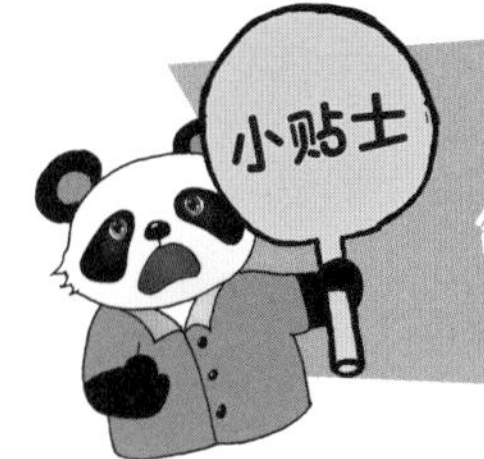

包扎不是为了美观，起到固定的作用即可。

二、试一试

准备好了吗？试一下用绷带缠好你的脚踝，再包扎一下你的小腿。

雏鹰课堂 4

骨折固定

学习目标 ▶	了解骨折的固定方法 掌握离断肢体的保存方法
建议适用人群 ▶	初中一年级以上
建议讲授方法 ▶	实践教学

一、骨折

1. 什么是骨折

骨折是指骨的连续性或完整性遭到破坏。通俗地讲，是指骨头断了或者开裂了。

2. 骨折送医院之前为什么要固定

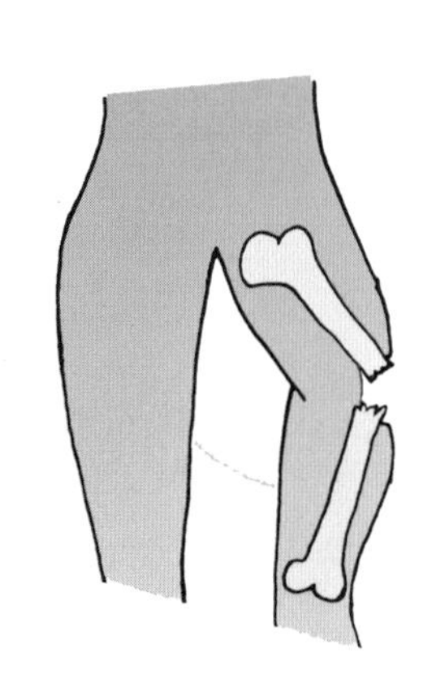

（1）骨折固定最主要的目的是止血，如果骨折断端反复摩擦，会加重出血。医学统计，小腿骨折可以出血 600ml，大腿骨折出血可以达到 800～1200ml。

（2）减轻疼痛。

3. 骨折后的症状

伤处剧烈疼痛、肿胀、畸形，有骨头断裂的感觉或者声音，肢体不能正常活动。

4. 处理流程

止血
加垫
放板
固定
小贴士
止血永远是创伤急救的第一位！

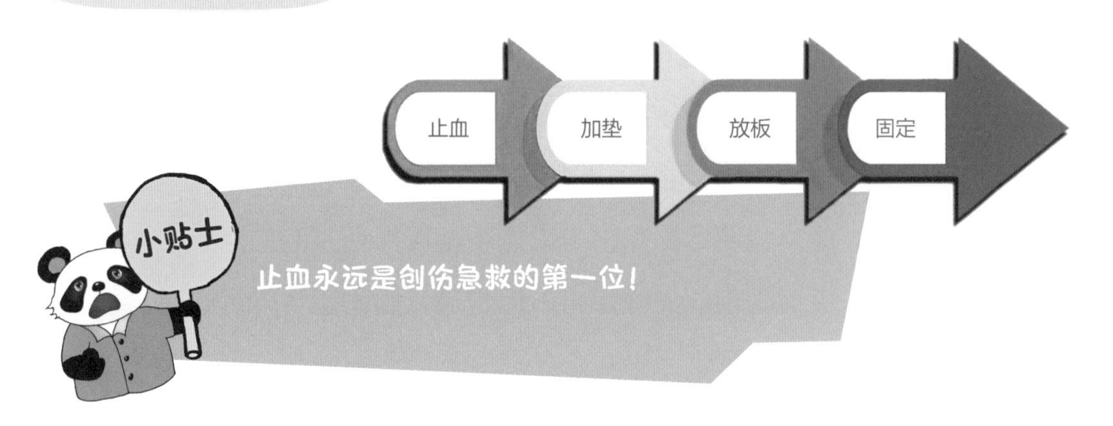

5. 固定原则

第一步：制动。发生骨折，患者尽量静止不动，不要反复移动患者。

第二步：止血。用无菌敷料或大块干净的衣物覆盖伤口，紧压受伤部位周围止血，不可按压突出的断骨。

第三步：包扎。用干净、柔软的物体垫托在骨折断端周围，进行包扎。

小贴士

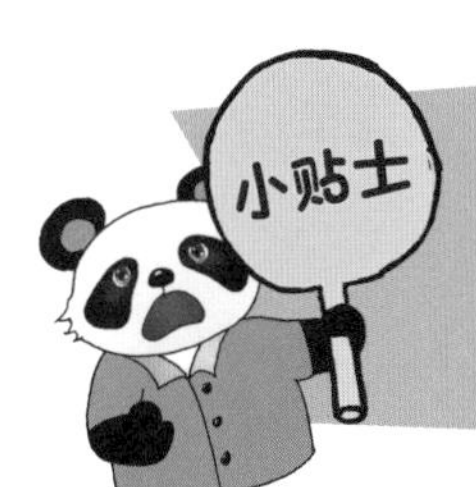

严禁将刺出伤口的骨折断端送回伤口内，以免加重污染。

 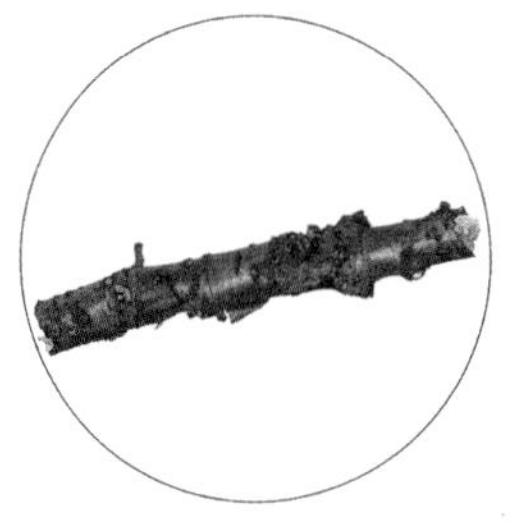 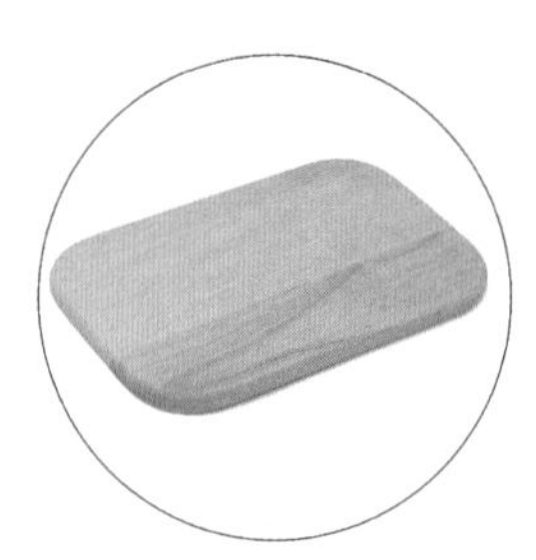 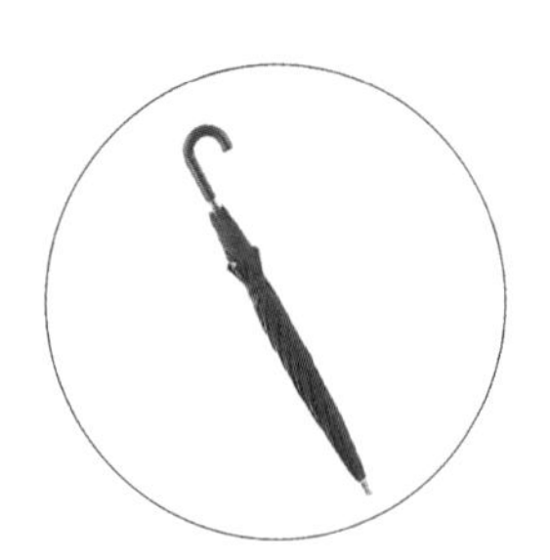

第四步：准备夹板。纸板、树枝、竹竿、筷子等均可使用。

第五步：加垫。夹板与伤肢之间，夹板与骨突出处（如关节处）、肢体空隙部位需要衬垫，可使用毛巾、衣物等。

第六步：放板。夹板必须超过骨折两端的关节，夹板等固定材料置于伤肢外侧，肢体末端要尽量露出，以便观察骨折断端的血液循环情况。

第七步：夹板固定。先固定骨折近心端，后固定骨折远心端。

第八步：肢体固定。

二、试一试

实践 1：**食指骨折处理**

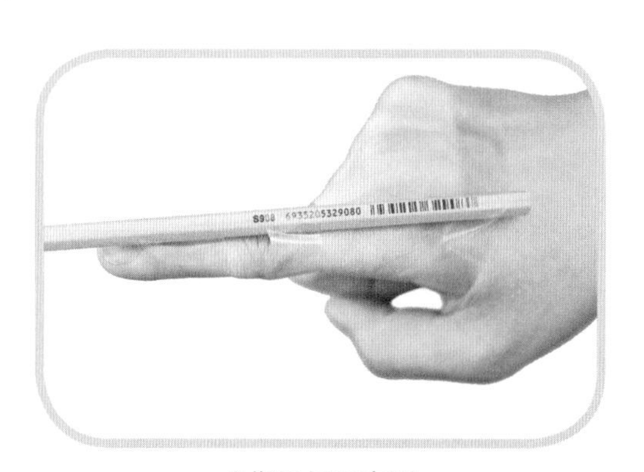

食指骨折固定图

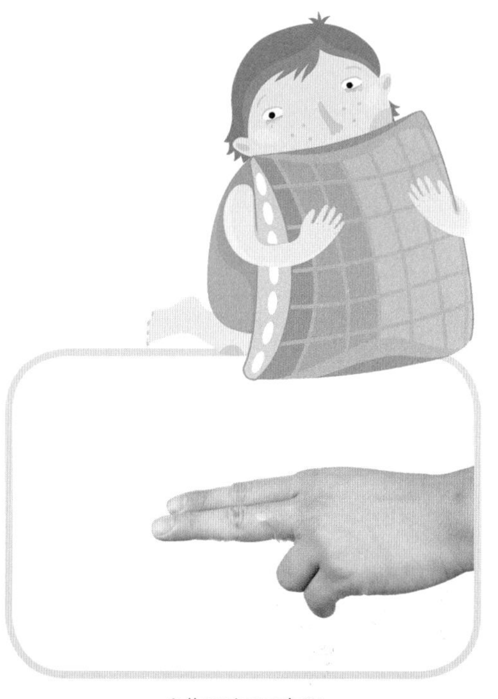

食指骨折固定图

实践 2：前臂闭合性骨折的处理方法

第一步：制动。请患者自行用未受伤的手托住受伤的前臂。

第二步：止血。因目前无明显外出血，故无需此操作。

第三步：包扎。因目前无明显外出血，故无需包扎。

第四步：准备夹板。可以使用一块木板，如果没有，书籍、杂志也可以使用。

第五步：加垫。使用毛巾等柔和物品，在伤处、腕关节、肘关节加垫。

第六步：放板。将夹板放在前臂外，超过 2 个关节，肢端露出。但若就地取材，如下图使用书本作为夹板，往往不够长，因此还需用手托住。

第七步：固定夹板。先固定肘关节侧，再固定腕关节侧。

第八步：肢体固定。将患肢悬吊，固定在胸前。

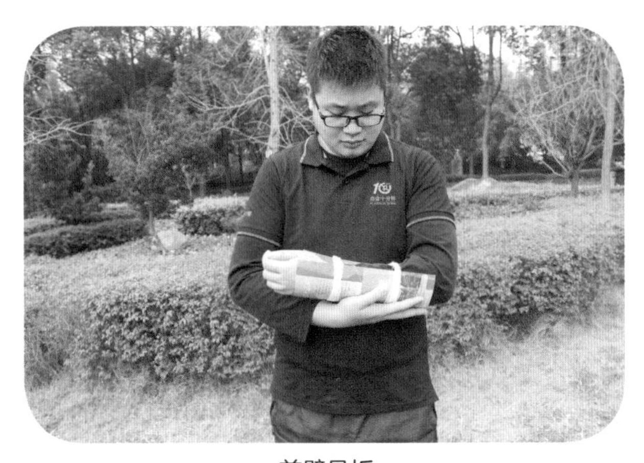

前臂骨折

如果没有夹板怎么办

如果没有夹板，书本、纸板都可以用，也可以使用衣服、领带用于悬吊！

实践 3：右小腿骨折，如果没有夹板怎么办

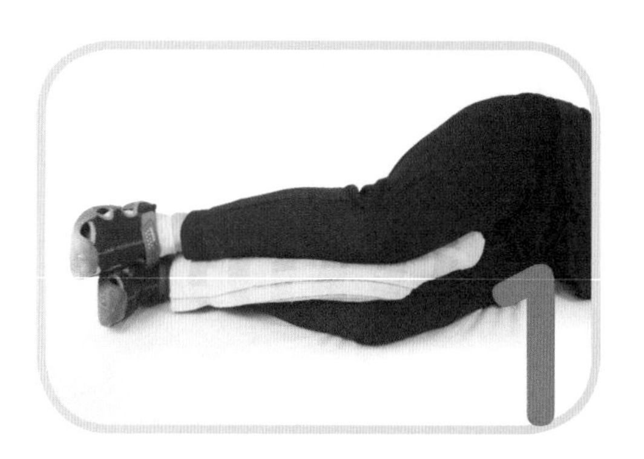

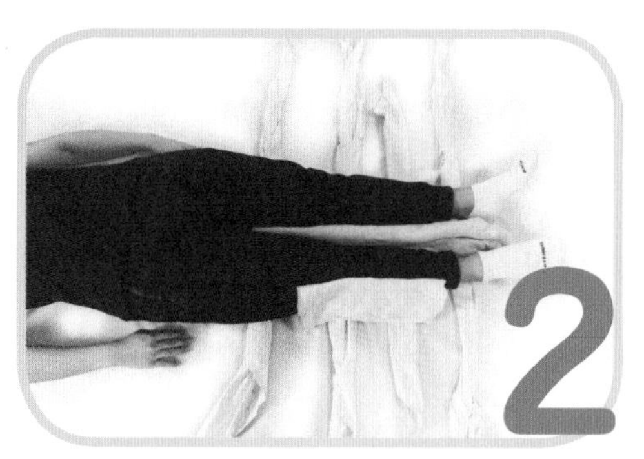

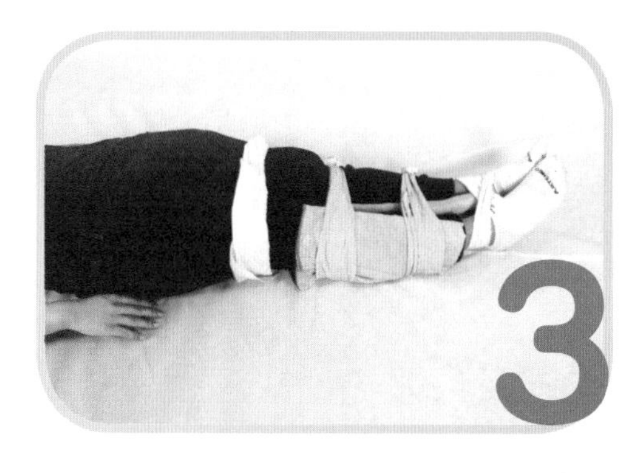

小腿骨折处理示意图

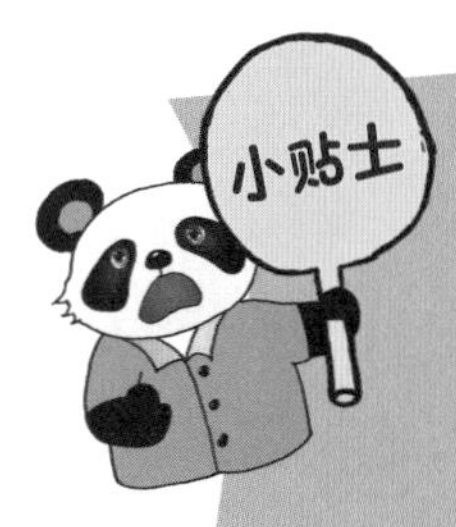

如果环境是安全的，保持骨折时肢体的状态，可以加软垫，如垫毛巾以减轻疼痛，然后原位等待救援（如上图 1）。如果环境不安全，需转运患者，可以考虑快速将患肢固定在健侧，迅速转移（如上图 2、图 3）。

三、肢体离断怎么办

1. 患肢急救

按骨折的处理方法（骨折固定八步法）。

2. 离断的肢体

保持干燥，低温保存（4℃较为适宜）。如此能有效降低代谢率，为断肢再植赢得时间。断肢与患者一起送入医院。

第一步：将断肢放入一干净的塑料袋中，封闭好。

第二步：用毛巾或衣物等包裹。

第三步：包裹好的断肢再放入一个塑料袋中，封闭好。

第四步：放入冰水混合物中，记录时间。

断肢处理

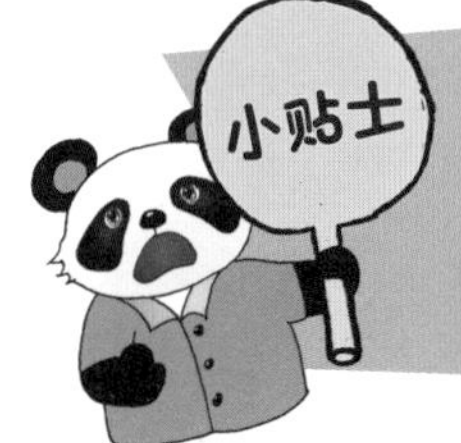

断肢不可用水或酒精清洗、浸泡、消毒；断肢不可放入塑料袋中直接接触冰块。

雏鹰课堂 5

脊柱创伤

学习目标 ▶	了解脊柱在哪里 掌握疑似脊柱损伤的表现
建议适用人群 ▶	初中一年级以上
建议讲授方法 ▶	实践教学

脊柱创伤

1. 脊柱在什么地方

脊柱在人体后背正中，由 33 块椎骨（颈椎 7 块、胸椎 12 块、腰椎 5 块、骶尾骨 9 块）构成，由韧带、关节及椎间盘连接而成。31 对脊神经，来负责人体不同平面的感觉与运动。脊柱损伤，大多数因高处坠落、车祸、建筑坍塌及挤压等引起，可能合并脊髓、神经损伤，治疗困难，终身致残率高。

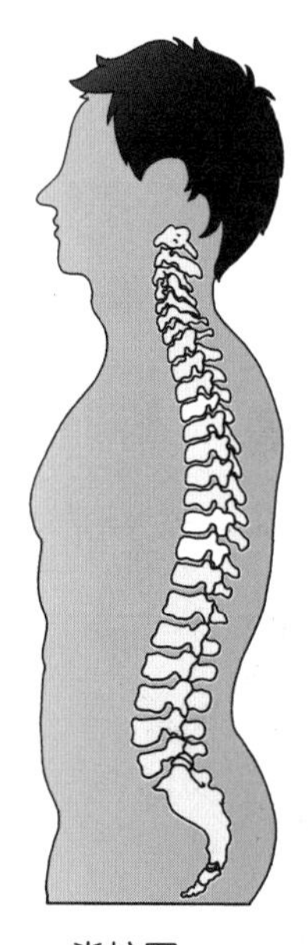
脊柱图

2. 哪些情况需要怀疑脊柱损伤

（1）车祸伤。

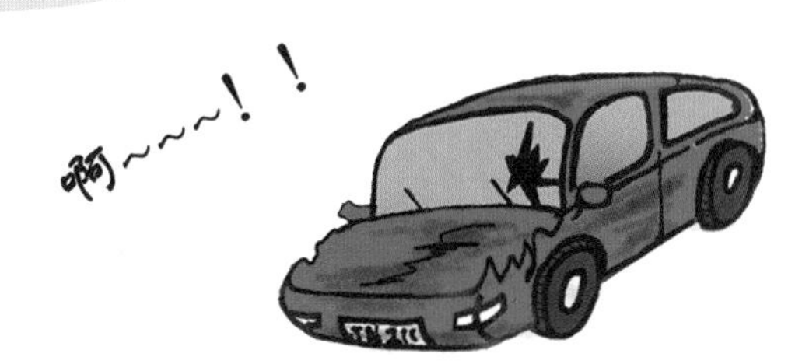

（2）高处坠落。

（3）四肢麻木。

（4）颈部或背部疼痛。

（5）躯干及上肢的感觉消失或肌肉无力。

（6）不完全清醒或极其兴奋。

（7）颅脑损伤。

（8）大小便不能控制。

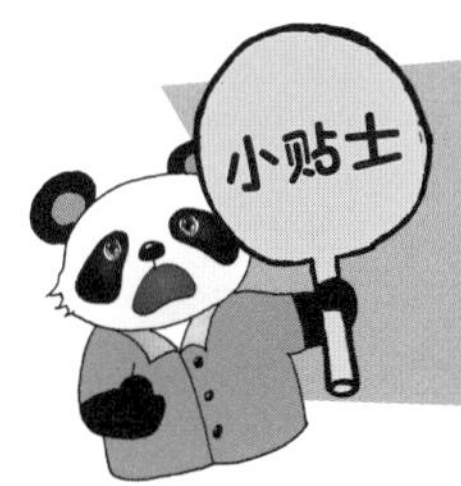

如果伤者出现以上这些情况中的一种，环境是安全的，请尽快拨打 120 急救电话。

3. 怀疑脊柱损伤怎么办

（1）现场救治时，有可疑症状就要保护脊柱，如颈椎固定，以及使用正确的搬运方法。

（2）脊柱创伤有可能被其他更重的伤情所掩盖，脊柱是否损伤需通过 X 线检查或 CT 检查才能明确。

4. 颈椎最容易损伤，现场没有固定装置怎么办

颈椎是最容易受伤的部位，尤其合并头部摔伤伴意识障碍，应怀疑颈椎骨折。

（1）要限制颈部的活动。

（2）可使用砖头、字典或者厚重的书放在患者头部的两侧。

（3）中间使用毛巾或者其他软布做衬垫。

（4）固定头—颈—躯干，固定成一线。

（5）等待专业人员到达。

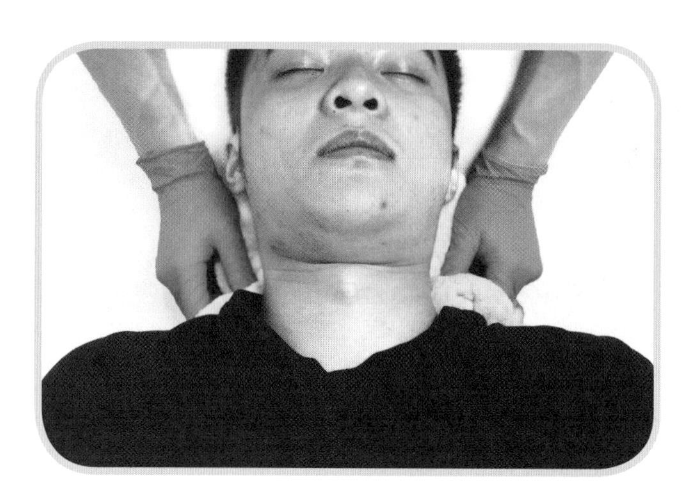

临时颈部固定处置

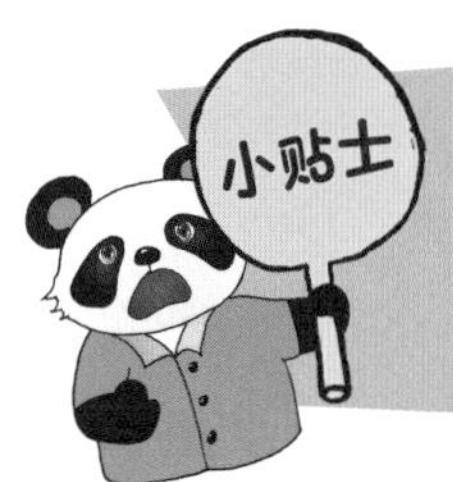

我们判断反应时，同时拍患者双肩，就是为了减少颈部活动，避免可能出现的二次损伤。

5. 对于脊柱疑似损伤的患者，如何搬运到平板上

搬运脊柱受伤的患者到硬板上，遵守**整体转身的**固定搬运原则。

步骤一：扶住头颈部者为发令者，用双上肢固定患者头颈部，使头部不能左右晃动，其余 2 人固定患者的肩部、髋部、膝部。

步骤二：发令者发出指令，一起将患者翻身侧起，并将硬板置于患者身下。

步骤三：发令者发出放平患者的指令。

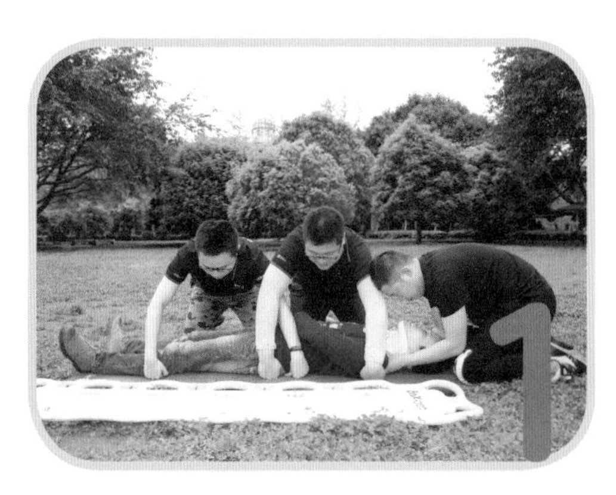

步骤一

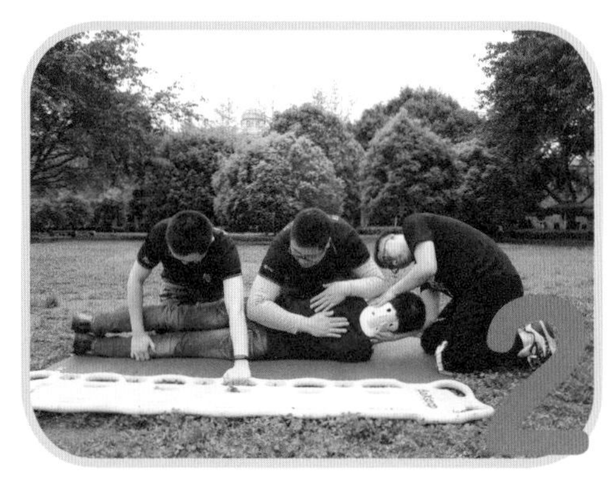

步骤二

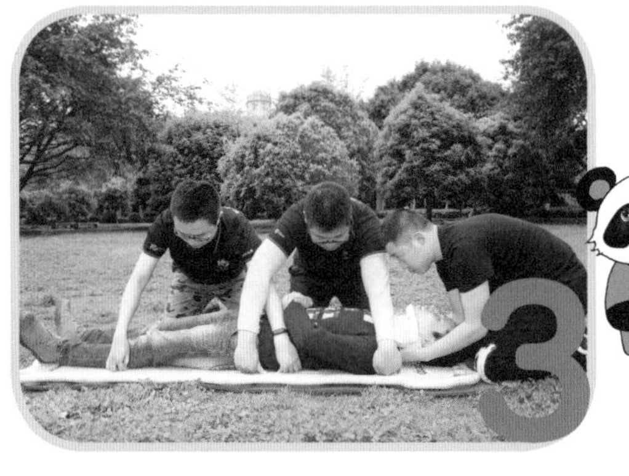

步骤三

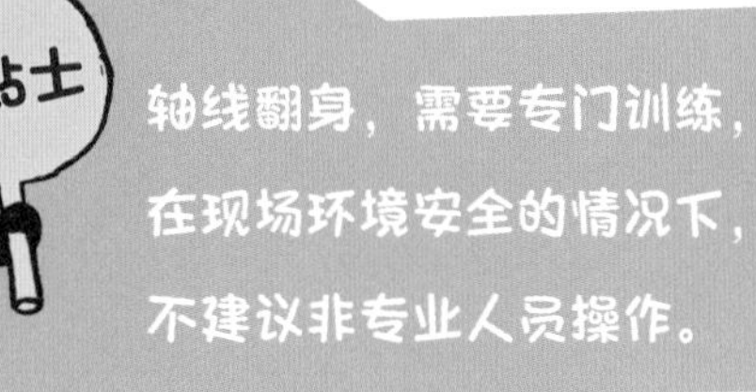

脊柱搬运步骤示意图

6. 骨盆创伤需要重视吗

骨盆内血管丰富，器官多，损伤重。一旦轻轻挤压骨盆，出现疼痛，需立即拨打急救电话。可临时以硬板如厚书本置于骨盆两侧，绷带稍加压固定。

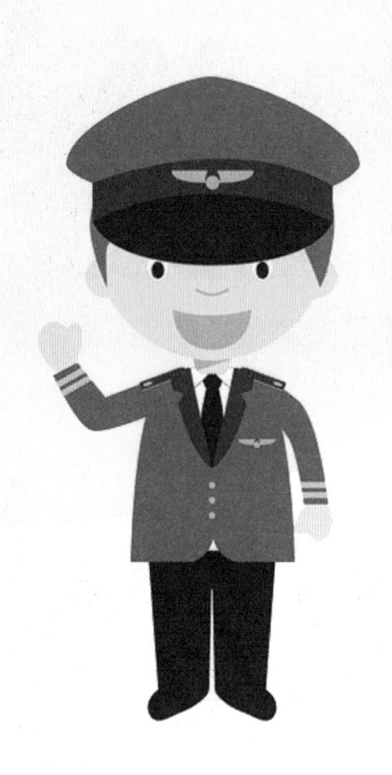

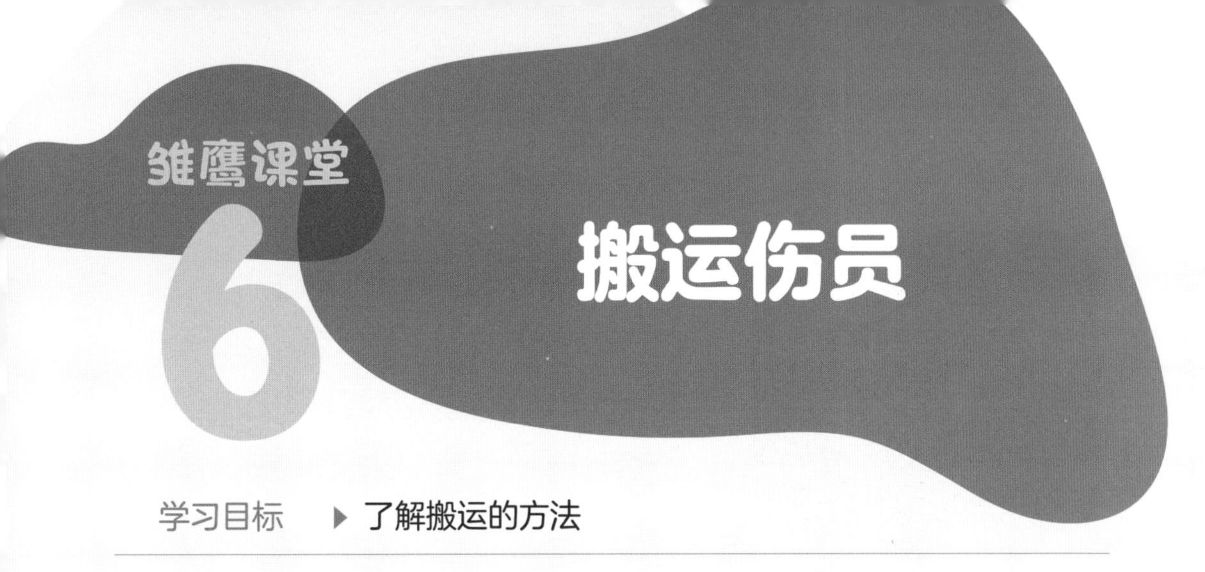

雏鹰课堂 6

搬运伤员

学习目标 ▶ 了解搬运的方法

建议适用人群 ▶ 高中一年级以上

建议讲授方法 ▶ 实践教学

伤员搬运

疑似脊柱或者骨盆损伤的搬运见上节课内容，下面的所有方法都是针对没有脊柱、骨盆损伤的患者。大家可以对着图，同家里人一起来演练1遍。

1. 单人搬运

（1）扶行法：适用于意识清楚且能行走的伤员。一手绕过伤员身后抓住伤员裤带，伤员健康一侧上肢绕过施救者颈部，施救者另一只手紧握伤员手或手腕，行进时，两人内侧腿同时前进。

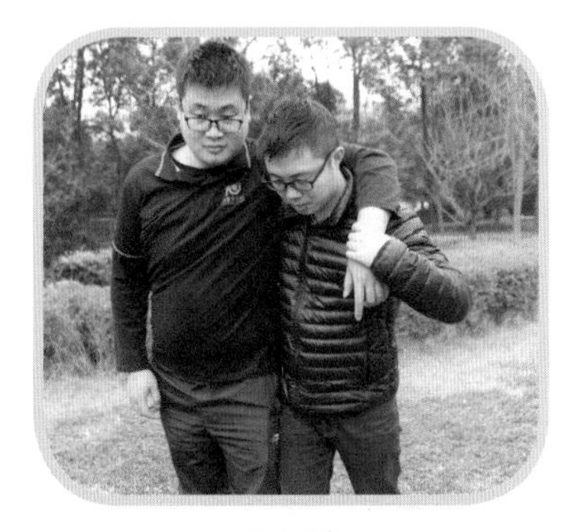

扶行法

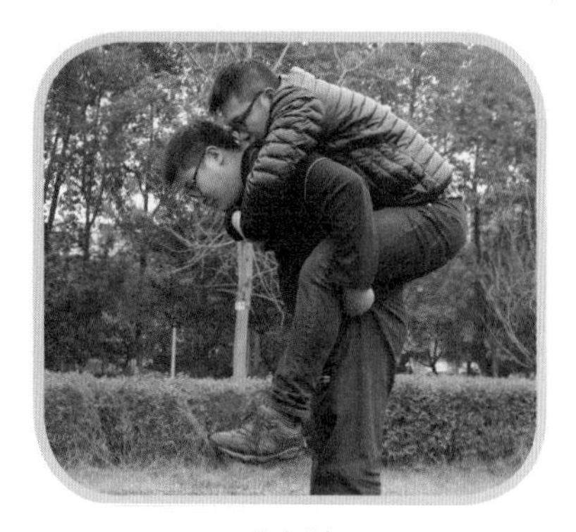

背负法

（2）背负法：适用于意识清醒尚可站立，但不能行走，并且体重较轻的伤员。不适用于骨折患者或失去意识的患者。施救者背向伤员，蹲下，伤员双臂抓抱在施救者胸前，双手腕紧握。施救者双臂分别抓绕伤员双下肢，可紧握腰带，腰部挺直，缓慢站立。

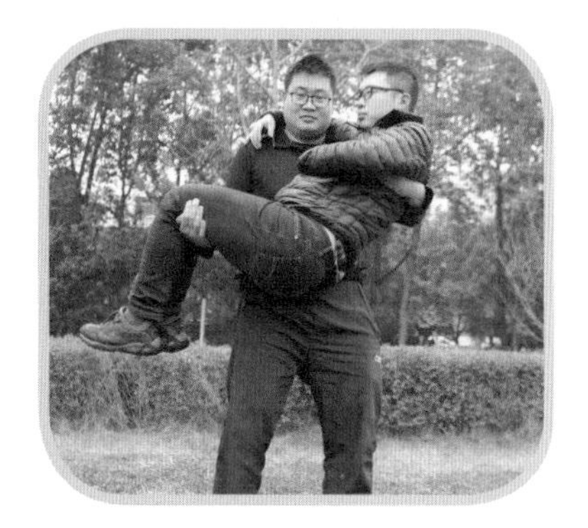

手抱法

（3）手抱法：适用于不能行走、体重较轻的伤员。施救者靠近伤员蹲下，一手臂从伤员腋下绕过肩背至对侧腋下，环抱身体；另一只手抓抱住伤员的双膝关节，缓慢站立。

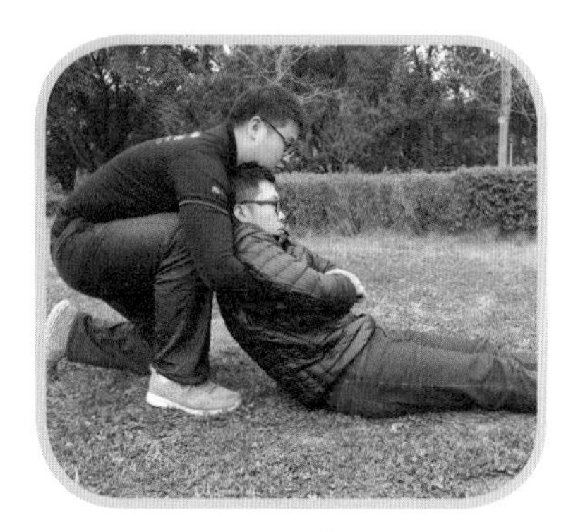

拖运法

（4）拖运法：适用于意识不清且急救员无力搬运的伤员。将伤员双手交叉置于胸前，施救者在伤员身后，双手穿过伤员腋下，紧握手腕和手臂，用力向后拖行。

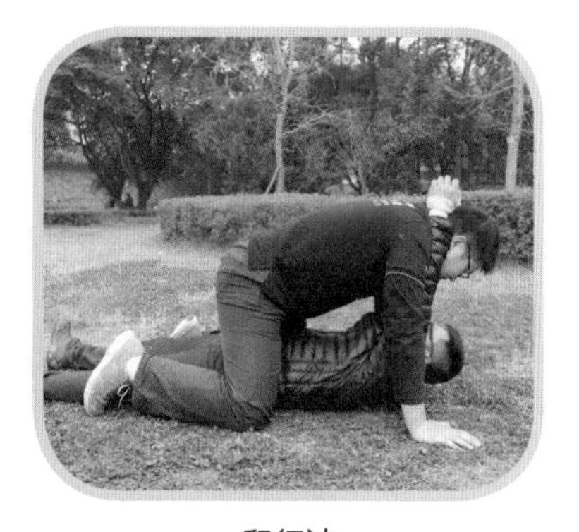

爬行法

（5）爬行法：适用于意识不清且急救通道狭窄的情况。伤员仰卧，将伤员双手捆绑，施救者面对伤员，跨过其身体，双膝跪下，身体前倾，将伤员双手置于颈背部，用于提起伤员头、颈、胸部，缓慢前行。

2. 双人搬运

（1）双人扶行法：适用于意识清楚、上肢未受伤且能行走的伤员。两名施救者各站在伤员一侧，一手绕过伤员身后抓住伤员裤带，伤员上肢绕过施救者颈部，急救员另一只手紧握伤员手或手腕。

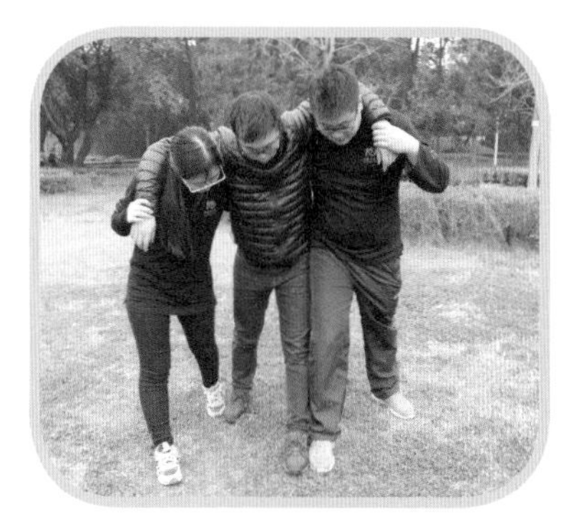

双人扶行法

（2）前后扶持法：适用于意识清楚可站立，但不能行走，体重较轻的伤员。将伤员双臂交叉置于胸前，一名施救者蹲在伤员身后，双手穿过伤员腋下，紧握伤员手腕和前臂。另一名施救者蹲坐伤员腿部将其双脚叠放，双手紧握伤员足踝部，两名施救者同时缓慢站起。

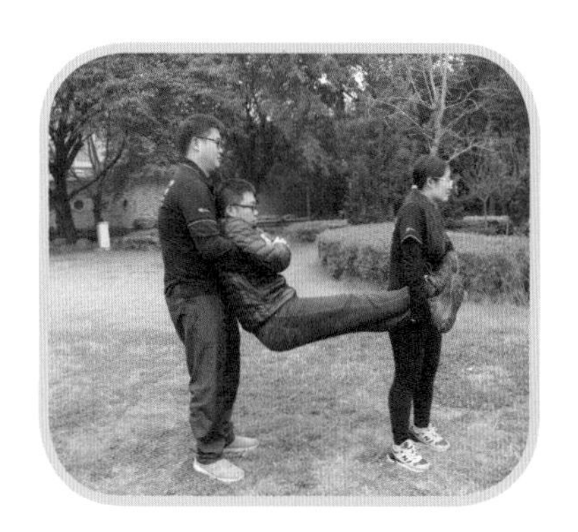

前后扶持法

（3）双手法：适用于意识清楚、上肢受伤且无力行走的伤员。两名施救者各站立于伤员一旁，各伸一只手在伤员背后交叉，抓紧伤员裤带。另一只手在伤员膝关节处互扣手腕，施救者将身体尽量贴近伤员，腰部挺直缓慢站立，一起步行，同时迈外侧腿。

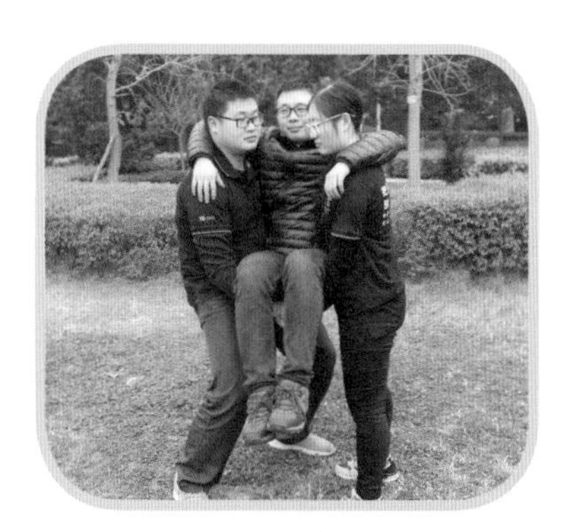

双手法

3. 简易担架的制作

（1）床板或门板，适用于骨折及各种伤者。

（2）竹竿、毛毯、衣服、绳索，适用于非骨折伤者。

4. 搬运注意事项

（1）减少不必要的搬运。

（2）搬运时要随时观察伤情。

（3）要保护患者，不要让其摔下，防止因搬运加重病情。

（4）保护自身，互相协调，避免自身摔倒。

（5）保护搬运者的腰部。请用科学的搬运法——半蹲法，搬运者先蹲下，保持腰部挺直，利用大腿的肌肉力量把患者抬起。

雏鹰课堂 7

烫伤五步急救法

学习目标	掌握烫伤五步急救法
建议适用人群	幼儿园及以上人群
建议讲授方法	实践教学

一、烫伤

烫伤指被高温气体、液体、火焰等烫到时发生的皮肤损伤，在任何地方都可能发生。

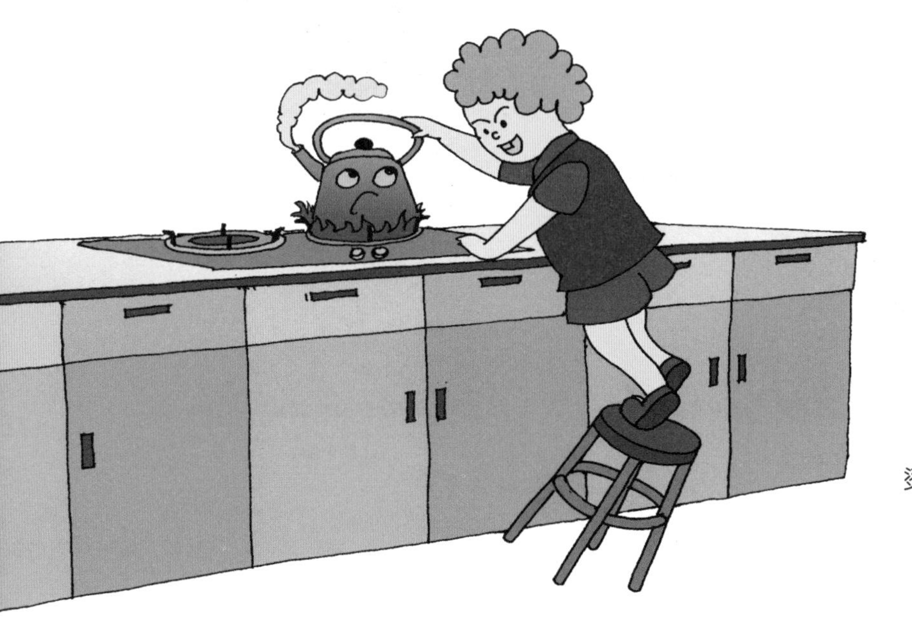

烫伤情景

1. 烫伤后有哪些表现

临床医学中，根据烫伤程度可以分为 Ⅰ 度、Ⅱ 度、Ⅲ 度 3 种类型。

Ⅰ 度烫伤：只损伤了表皮。表现为局部发红、肿胀、无水泡，稍有疼痛。

Ⅱ 度烫伤：损伤累及真皮。表现为局部红肿、大小不等的水泡，有烧灼的疼痛感。

Ⅲ 度烫伤：损伤伤及皮肤全层，深达肌肉、骨骼。表现为皮肤干燥，呈灰或红褐色。因神经损伤，反而无疼痛。

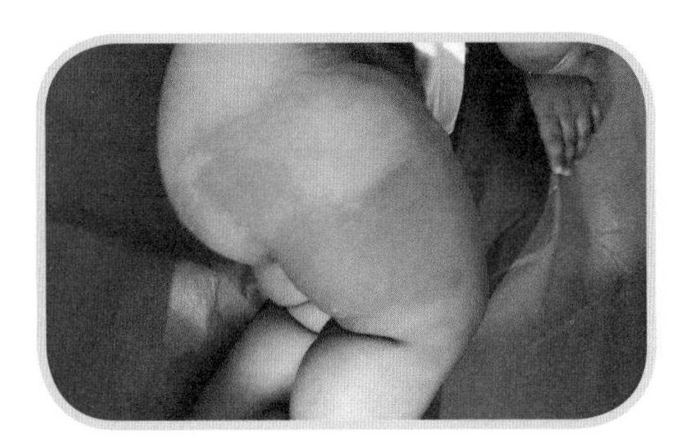

Ⅰ 度烫伤

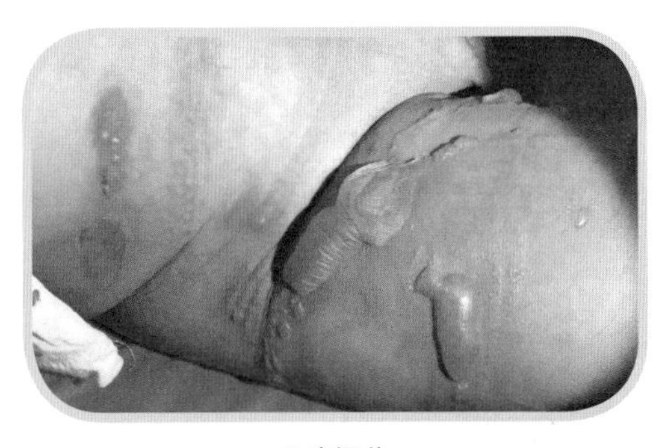

Ⅱ 度烫伤

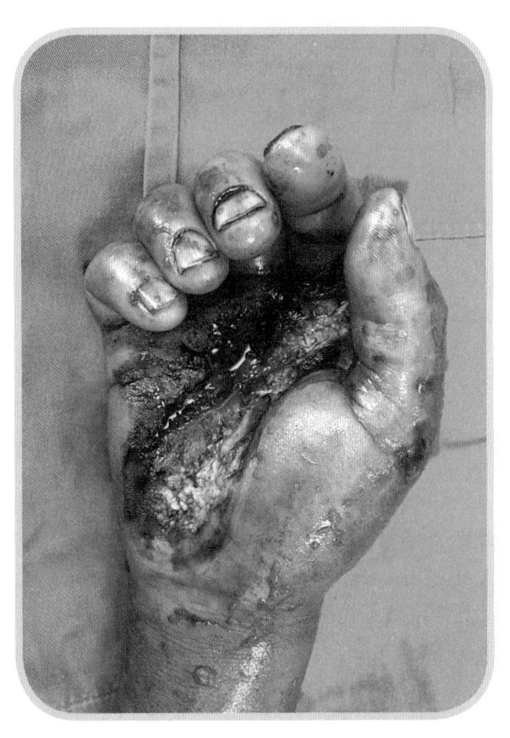

Ⅲ 度烫伤

2. 正确的方法

冲→脱→泡→盖→送

（1）冲：给烧烫伤部位降温。用冷水冲洗受伤部位 10 ~ 30 分钟止痛，防止烧烫伤面积扩大、损伤加重。严重的患者应该同时冲洗和送医院，不可耽误时间。

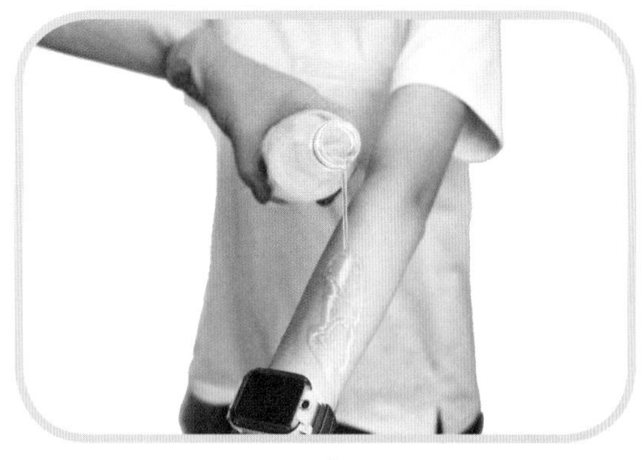

冲

（2）脱：在烧伤部位皮肤肿胀之前，脱掉患处的衣物（最好是剪开）。取掉首饰、腰带等服饰配件。但不可强行脱去粘在皮肤上的衣物，否则会引起皮肤撕脱。

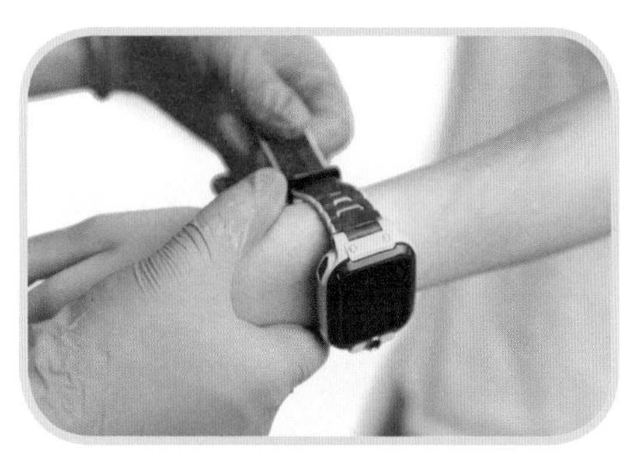

脱

（3）泡：浸泡在冷水中，前提是没有皮肤破损。

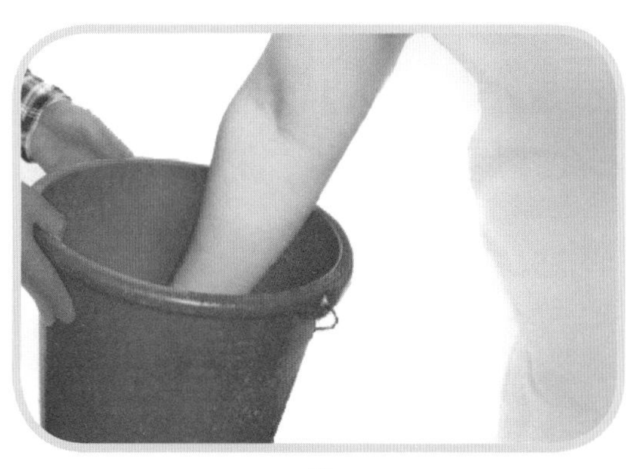

泡

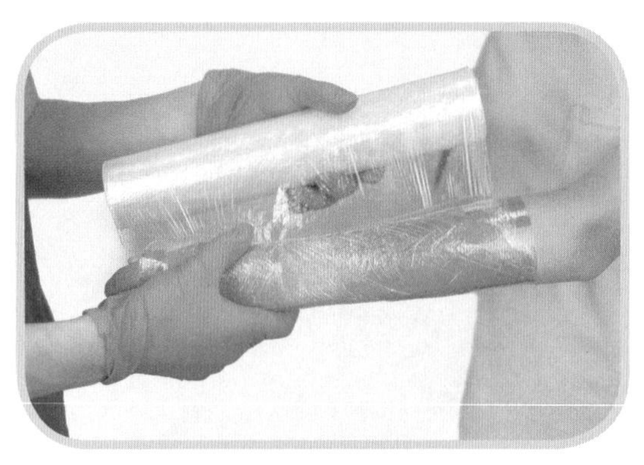
盖

（4）盖：在患处用保鲜膜覆盖或套上一个干净的塑料袋。

（5）送：及时将伤员送往医院。

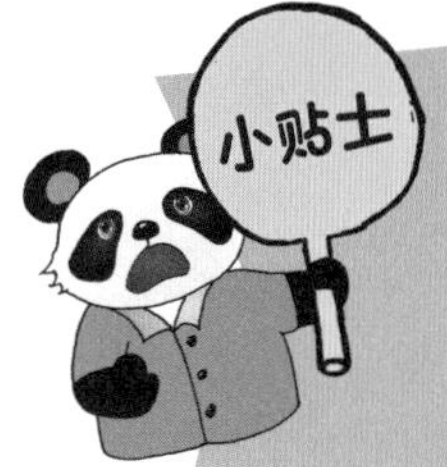

所有的烧烫伤都需要进行“冲”和“脱”，减少热损伤。皮肤完整的患者可以边浸“泡”边送医院；而皮肤不完整的患者应该简单地覆“盖”，然后尽快“送”医院就医。

3. 民间土法信不得

（1）不能弄破水泡。

（2）不能将冰块直接冰敷烫伤处。

（3）不能使用不清楚的药膏，更不能涂抹酱油、醋、香油等。

（4）包扎时不能太紧。

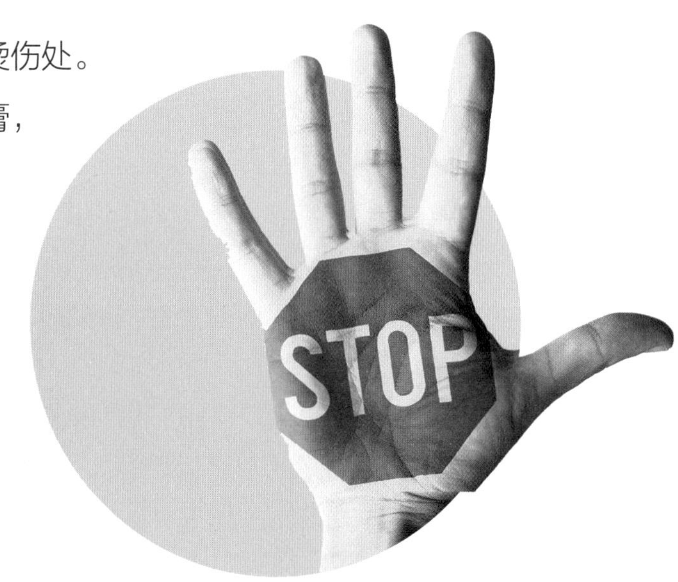

二、考一考

你能回忆出烧烫伤的五步急救法吗？

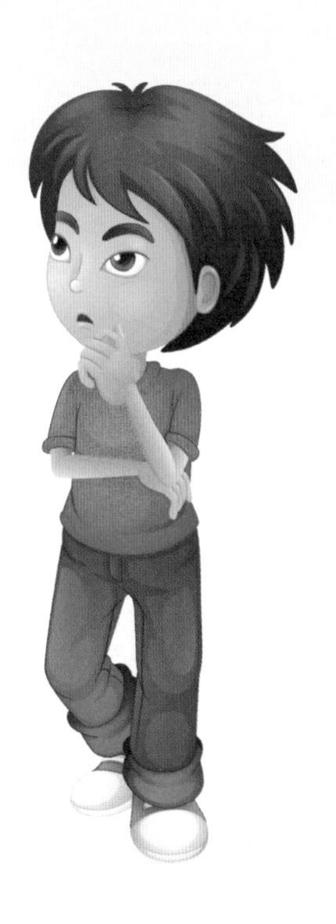

雏鹰课堂

8

破伤风的预防

学习目标	▶ 掌握破伤风疫苗的注射
建议适用人群	▶ 初中一年级以上
建议讲授方法	▶ 讲授

破伤风

1. 破伤风是什么

破伤风是感染破伤风杆菌引起的传染病。破伤风杆菌广泛存在于土壤中、生锈的金属制品和木屑碎片上。被钉子、针尖、荆棘等刺伤伤口，以及不接触空气的伤口感染概率很大。

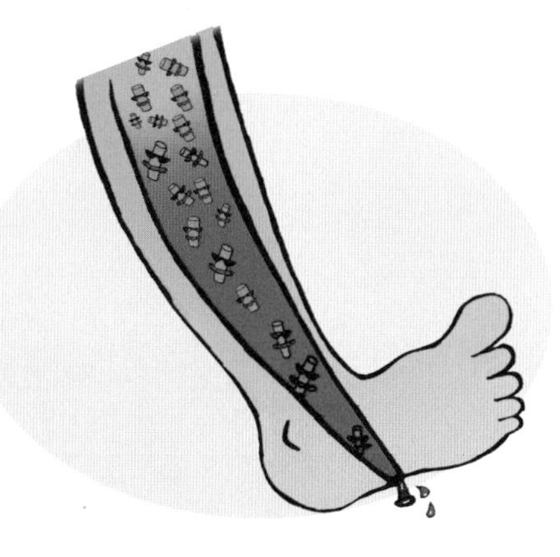

破伤风

2. 感染了破伤风杆菌，会怎么样

感染了破伤风杆菌，患者会出现颈部、背部肌肉发紧，之后会出现吞咽困难和咀嚼肌痉挛，甚至严重抽搐。死亡率高。

3. 正确的处理方法，需要咨询医生

（1）哪些情况需要注射破伤风抗毒素或破伤风免疫球蛋白，请看下表。

外伤患者破伤风主动、被动免疫建议

免疫史	最后一剂加强针至今时间	伤口性质	破伤风类毒素疫苗	破伤风抗毒素或破伤风免疫球蛋白
全程免疫	<5 年	所有类型伤口	无需	无需
全程免疫	5 ~ 10 年	清洁伤口	无需	无需
全程免疫	5 ~ 10 年	不洁或污染伤口	需要	无需
全程免疫	>10 年	所有类型伤口	需要	无需
非全程免疫或免疫史不详	—	清洁伤口	需要	无需
非全程免疫或免疫史不详	—	不洁或污染伤口	需要	需要

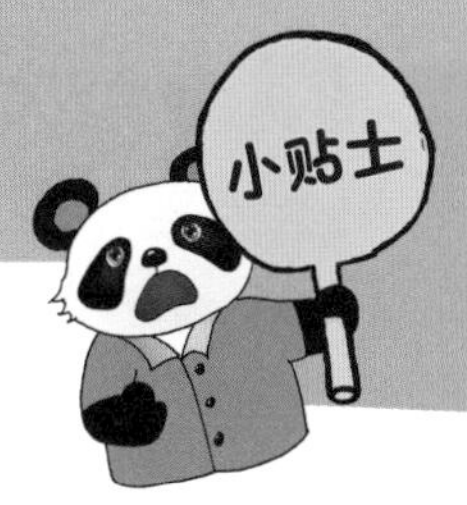

只有一种情况需要注射破伤风抗毒素或破伤风免疫球蛋白！

（2）什么是全程免疫，你现在处于破伤风类毒素疫苗保护中吗？请参见下表。

我国婴幼儿的破伤风疫苗接种程序

疫苗种类	接种时间				
	3 月龄	4 月龄	5 月龄	18 月龄	6 岁
百白破疫苗	第 1 次	第 2 次	第 3 次	第 4 次	
白破疫苗					第 5 次

注：出自《预防接种工作规范》（2005 年）

我们大多数 6 岁以后就没有注射疫苗了，因此建议大家要继续加强免疫治疗。

小贴士

破伤风虽然死亡率高，但是可以预防的。

思考题

1. 昏迷的伤员需怀疑（　　）损伤，应做好保护

A. 颈椎　　B. 胸椎　　C. 腰椎　　D. 骶尾椎

2. （　　）不是骨折的表现

A. 疼痛　　B. 畸形　　C. 活动障碍　　D. 皮疹

3. 如果患者由清醒转为昏迷，应首先检查（　　）

A. 呼吸　　B. 瞳孔　　C. 有无大出血　　D. 患者反应

4. 止血带适用于（　　）

A. 上肢　　B. 下肢

C. 颈部　　D. 压迫止血法无法使用时

答案： 1. A　2. D　3. A　4. D

第五部分

疾病急救

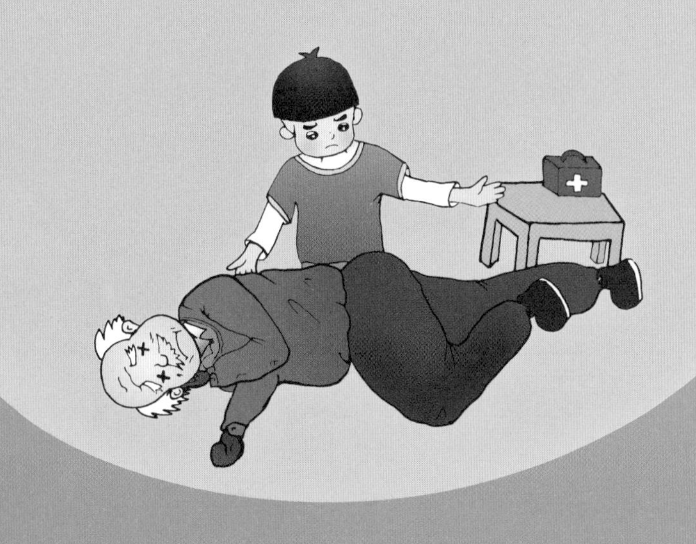

雏鹰课堂 1

“卒中 120”，识别脑卒中

学习目标 ▶ 掌握脑卒中的识别方法：“卒中 120”

建议适用人群 ▶ 小学一年级以上人群

建议讲授方法 ▶ 情景教学

脑卒中

1. 什么是脑卒中

脑卒中就是人们常说的“中风”，是一种急性脑血管疾病，包括出血性中风（脑出血）和缺血性中风（脑梗死），也就是脑血管破裂或被血栓堵住了，具有高发病率、高致残率、高死亡率、高复发率和高经济负担“五高”特点。据《2019 中国卫生健康统计提要》中数据显示，2018 年我国居民因脑卒中致死比例超过 20%，这意味着每 5 位死亡者中至少有 1 人死于脑卒中。

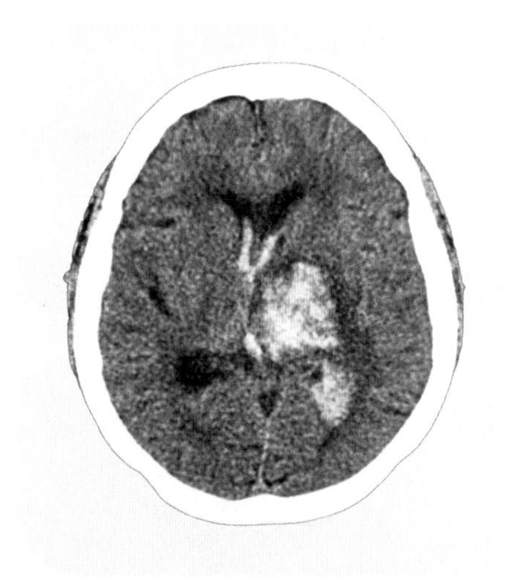

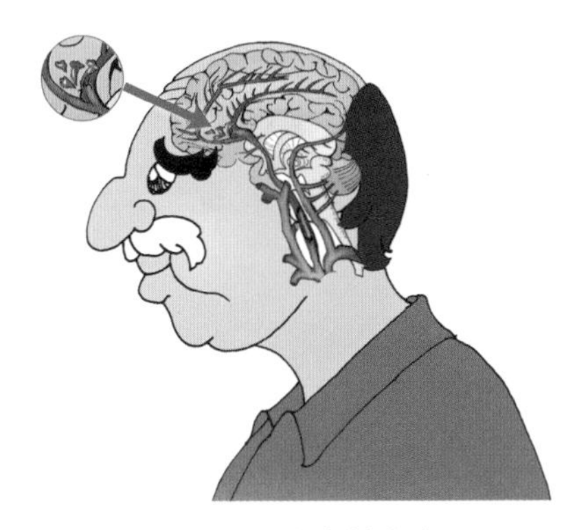

出血性卒中

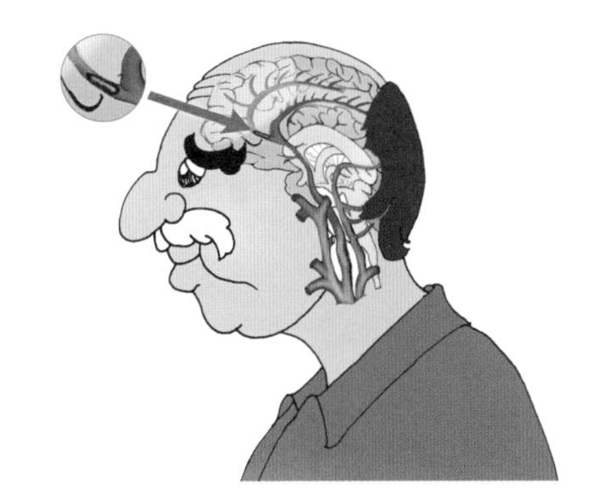

缺血性卒中

2. 为什么我们要学习脑卒中的急救知识

大脑是最高级的信息处理器和指挥中心，指挥着人的一切活动，没有大脑这个“总司令”，人就什么事情都做不了。脑卒中后，4 ~ 6 分钟脑细胞会逐渐死亡，人就会失去用餐、走路和大小便的能力，会忘记怎么微笑，会忘记配偶、忘记父母、忘记儿女，生活质量大大下降，还会给家庭和社会带来精神上和经济上的严重负担。对所有有老人的家庭来说，也包括老人家自己，掌握脑中风的急救知识格外重要。因为老人是脑卒中的高危群体。

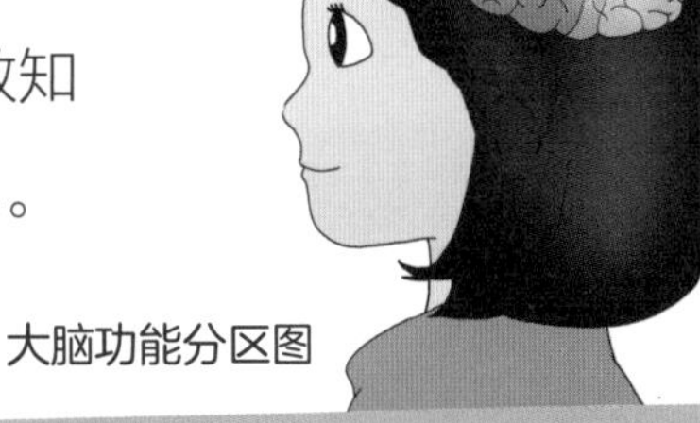

大脑功能分区图

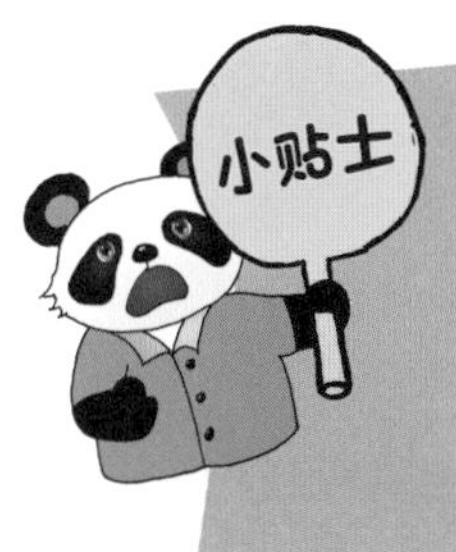

如此严重的脑中风，急救的黄金时间是在中风后 4.5 小时，需要警惕出现脑中风的症状，一旦有中风的症状都应该立即送往医院急诊科。救援每延迟 1 分钟，就有 190 万个脑细胞死亡！

3. 如何快速判断有没有出现脑卒中的症状？“卒中 120”来帮忙

卒中“120”			
项目	内容	操作口令	观察内容
1	看	请咬齿，笑一笑	看面部是否对称，口角是否歪斜
2	查	请双手举起平肩于胸前，掌心向上	查 2 只胳膊，是否有一侧的手无力下垂。如果患者平躺，则让其屈膝抬高双腿，分开，判断是否有单侧腿无力不能抬起，或者有一边腿不能维持
0	听	（聆）听语言，请说出一个稍微难点的句子	听是否出现口齿不清
120	呼救，拨打 120 急救电话		

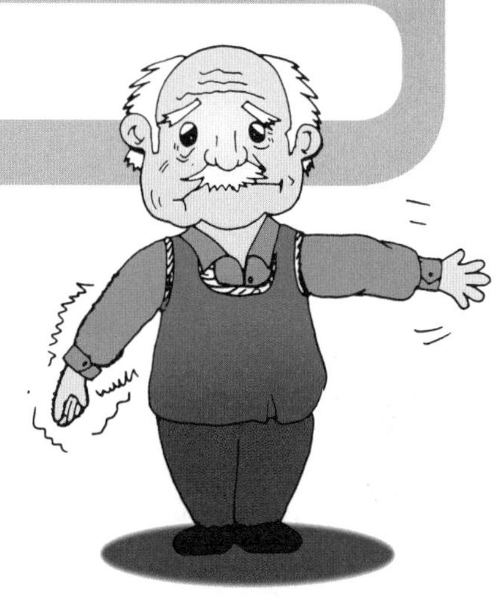
查双侧肢体

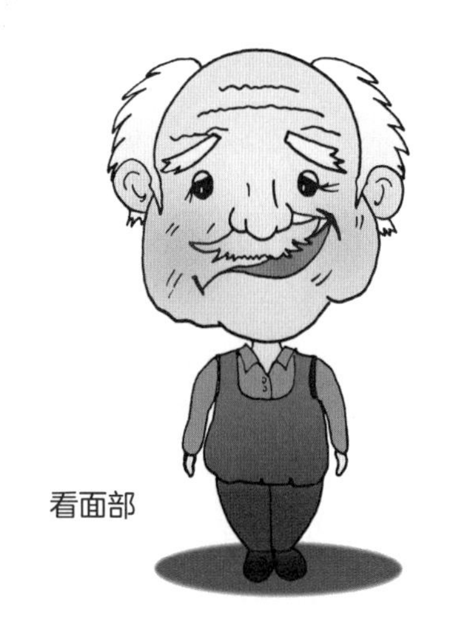
看面部

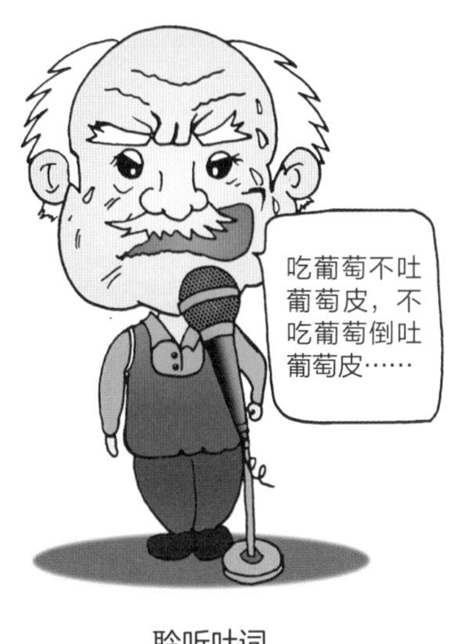

聆听吐词

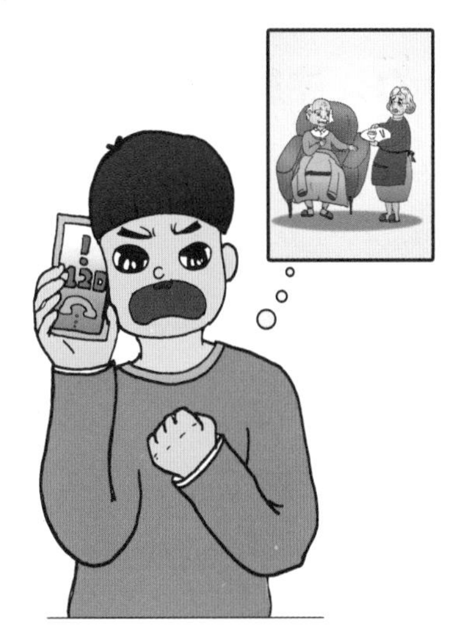

拨打 120 急救电话

4. 发生脑卒中，应该怎么办

只要出现中风症状，就有危及生命的可能，病情可能急转直下，随时变化，一旦出现上述症状，就应该立即就医。如果在现场，应避免搬动或晃动患者，立即拨打急救电话；如果患者意识不清，协助其摆复苏体位（参照第三部分“心肺复苏”的“其他问题”一节），等待救援。医院会为患者尽快安排 CT 检查，明确脑中风的性质，是出血还是梗死。医院会抓紧时间完善一整套评估，评估是否可以注射打通血管的血栓溶剂，或手术治疗。

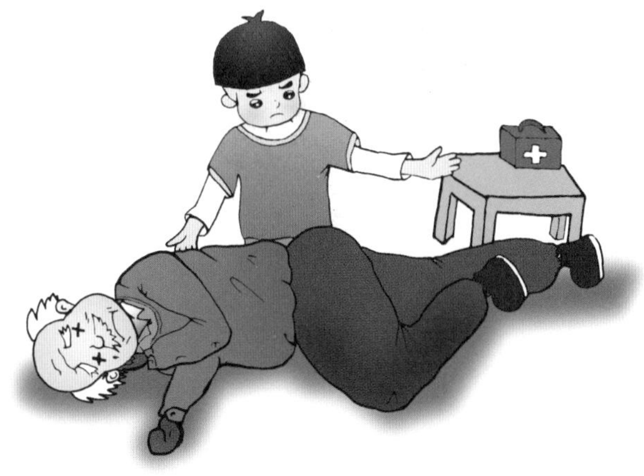
复苏体位

5. 注意事项

（1）如果在 6 小时时间窗内，有机会注射溶解栓塞的药，虽有风险，但请你一定要支持，这是最佳的治疗措施。

（2）就诊过程中，不要给患者喝水和吃东西，以免呕吐导致窒息。

（3）转运过程中，请护住患者的头部，以免因颠簸而导致出血加重。

（4）昏迷的患者不可仰卧，应采用复苏体位，防止出现呕吐窒息以及舌根后坠阻塞呼吸道。

6. 为什么会发生脑卒中

主要有以下 3 大原因。

（1）高血压没有很好地控制。

（2）脑血管动脉粥样硬化发生阻塞。

（3）房颤没有管理，继而发生脑栓塞。

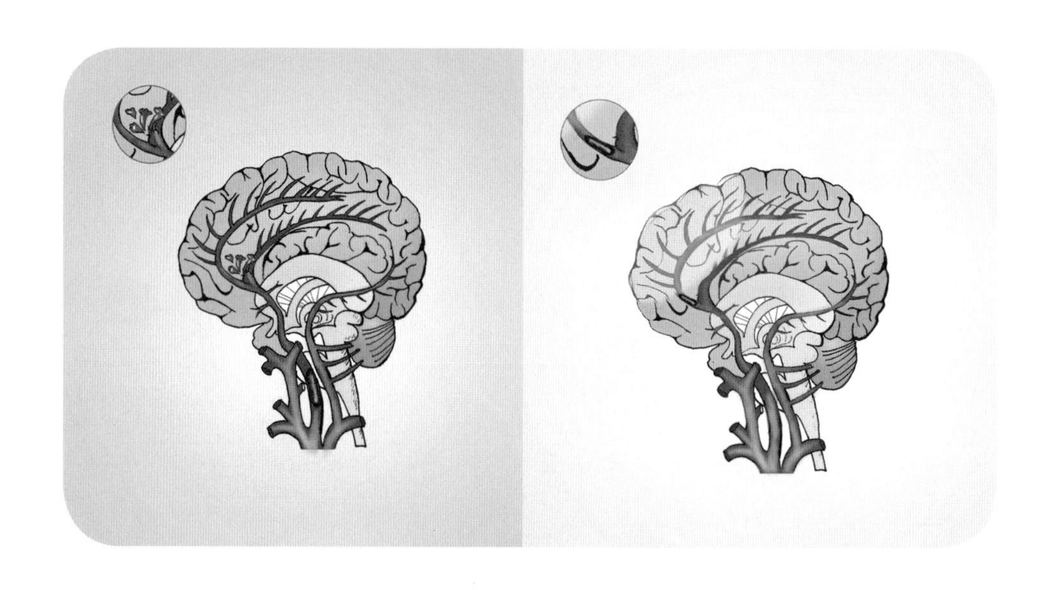

雏鹰课堂 2

出现胸痛需要到医院吗

学习目标 ▶ 掌握如何识别危险性胸痛

建议适用人群 ▶ 初中一年级以上

建议讲授方法 ▶ 情景教学

一、胸痛与冠心病

1. 冠心病是什么

冠心病在医学上称为冠状动脉粥样硬化性心脏病，是因为冠状动脉发生严重的粥样硬化或痉挛，导致冠状动脉管腔狭窄或者闭塞，出现心肌坏死，进而危及生命。心源性猝死占突然死亡的 75%，冠心病引起的猝死又占心源性猝死的 70%～90%。

据 2019 年《中国心血管健康与疾病报告》显示，2017 年心血管病（包括心肌梗死和脑卒中）的死亡率仍居首位，农村为 46%，城市为 44%。

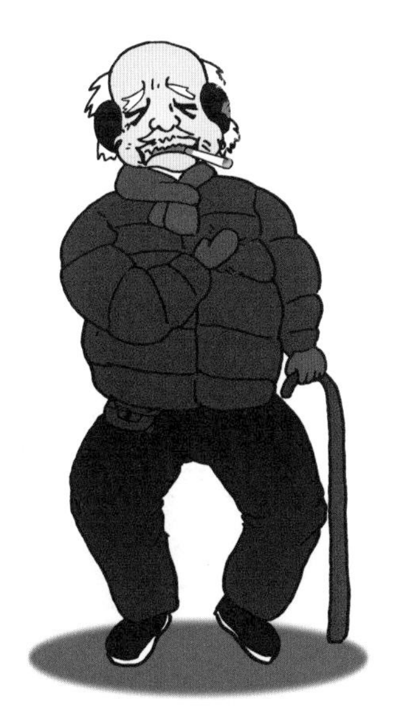

冠心病发作图

2017年中国农村居民（图A）和城市居民（图B）主要疾病死因构成比

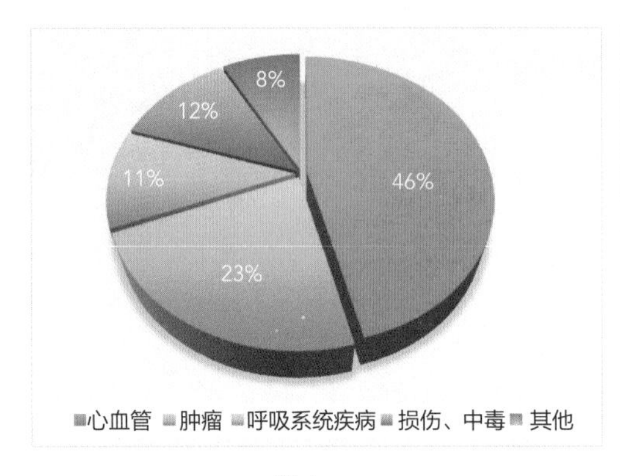

图A

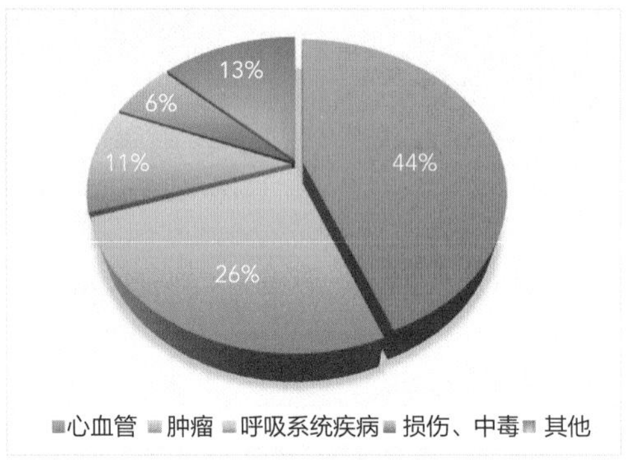

图B

2. 冠状动脉粥样硬化是什么

动脉粥样硬化是指我们的脂质代谢异常，血液中的脂类物质沉积在动脉内膜上，越积越厚，血管变硬、增厚，形成动脉粥样硬化，最终导致管腔狭窄甚至闭塞。

脂类物质在冠状动脉管壁沉积则形成冠状血管粥样硬化。如果发生血管堵塞，在脑部则会出现脑卒中，在心脏会出现心肌梗死，在肢体会引起肢体坏死。

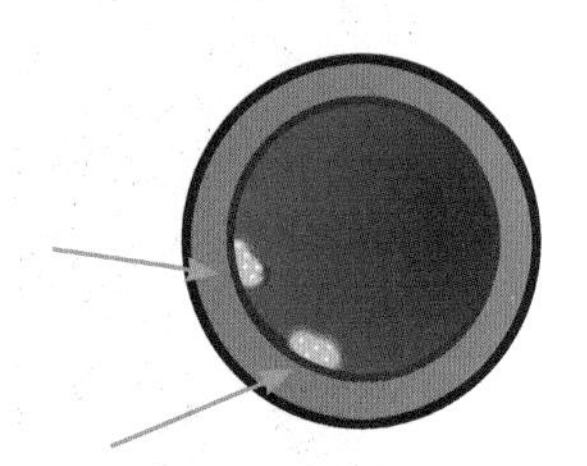
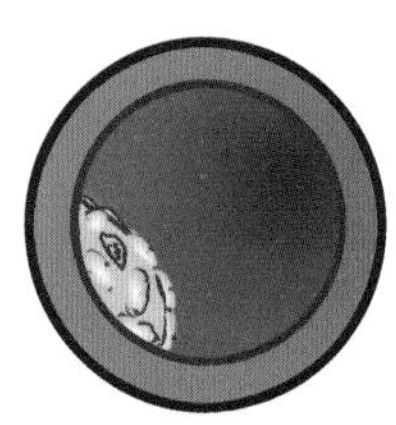
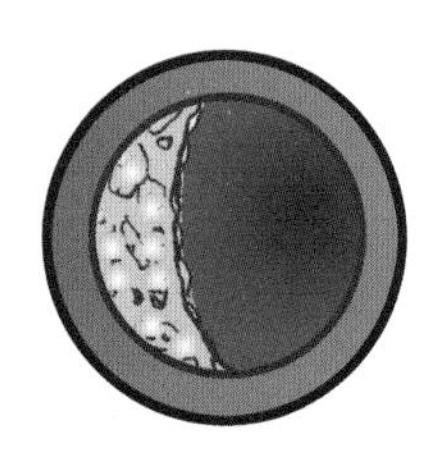
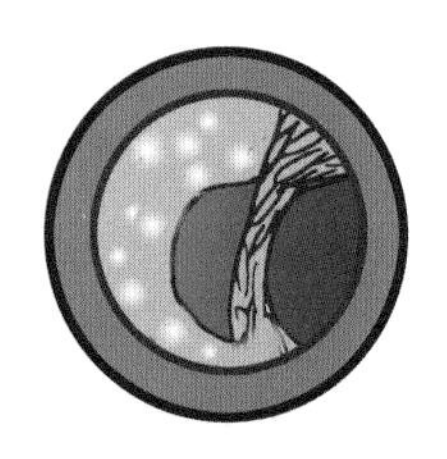

血管粥样硬化形成图

3. 什么样的胸痛要立即送医院

当冠状动脉已有病变，在剧烈运动或情绪激动时，狭窄的血管变得更窄甚至闭塞，心脏供血、供氧急剧减少，就会引发胸痛。冠心病的主要表现形式是心绞痛和心肌梗死。心绞痛是心肌短暂缺血反应，通过休息、含服硝酸甘油可缓解。但心肌梗死是心肌发生缺血性坏死，患者出现严重症状，危及生命。

下面我们一起明确需要立即去医院的胸痛情况。

（1）持续胸痛无法缓解，不会随着休息而减轻。

（2）胸口有压迫感，像块石头压在胸口。

（3）胸痛扩散到一侧或双侧的手臂，甚至到下颌。

（4）痛到会冒冷汗。

（5）伴有呼吸困难，嘴唇变蓝色。

（6）突然倒地。

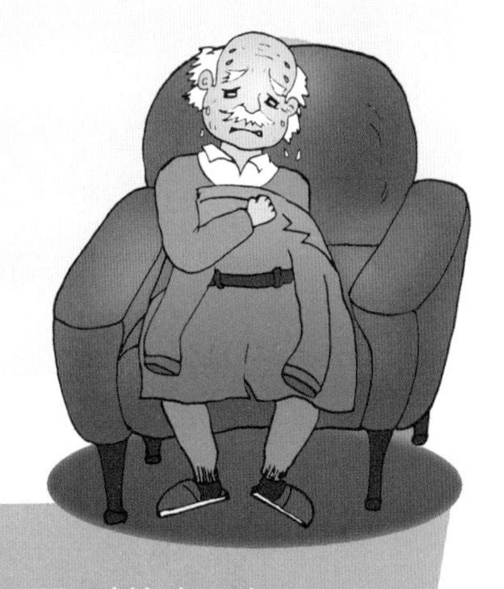

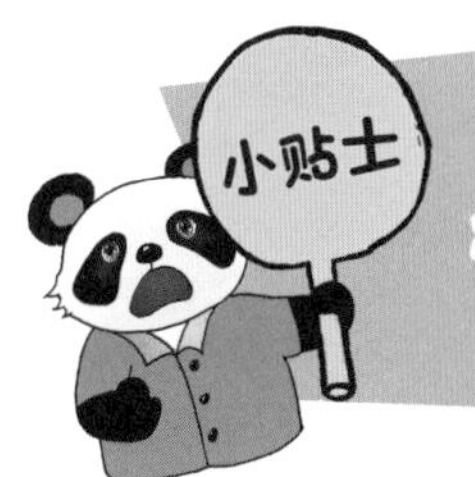

出现以上症状中的一项或几项，要及时前往医院。

4. 你应该做什么

（1）立即让患者休息。

（2）拨打 120 急救电话，帮助伤者坐下来或保持半卧位状态。

（3）松开患者的领口、领带、腰带、紧身衣物等。

（4）如果患者携带有缓解心绞痛的药物，这些药物是主治大夫曾经交代过可以使用的，可以帮助患者服用。

（5）做好心肺复苏的准备。取来 AED。

胸痛常备药物——硝酸甘油的使用注意事项

（1）如果患者出现眼前发黑、头晕，血压收缩压<90mmHg，基础血压下降 >30mmHg，则禁止服用硝酸甘油一类的药物。

（2）不要站着含服硝酸甘油。因为硝酸甘油会扩张全身静脉，导致脑部血流不足，出现头晕，甚至昏倒。

（3）硝酸甘油不要贴身保存，需要在 20℃以下避光保存，有效期一般为 3 ~ 6 个月。

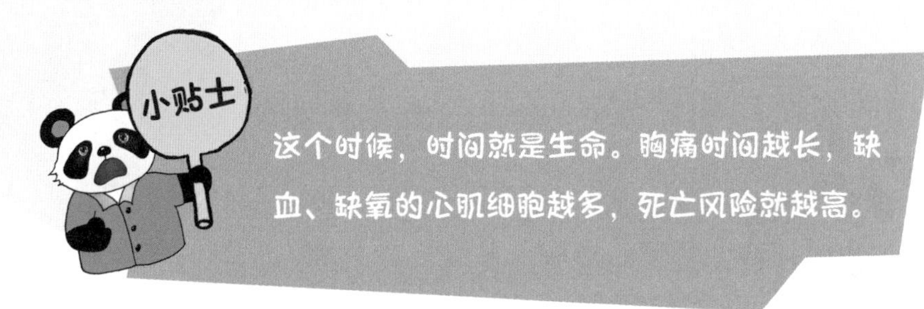

5. 什么事情不应做

（1）患者不应该继续走动、用力。

（2）患者发生胸痛后，不可以自己开车或骑车就医，心肌缺血随时可能引起昏迷。

（3）不要因为症状与他人相似，就乱吃他人用于治疗心脏病的药物。

二、医生的做法

立即进行心电图检查，抽血检查心肌损伤标志物。即使第一次心电图、心肌损伤标志物检查正常，若胸痛症状典型，仍需留院观察，3～6 小时后复查。给予患者溶栓或者介入手术治疗，溶解堵住血管的栓子，或用手术的方式直接通畅血管。血管疏通后，心肌即得救了。

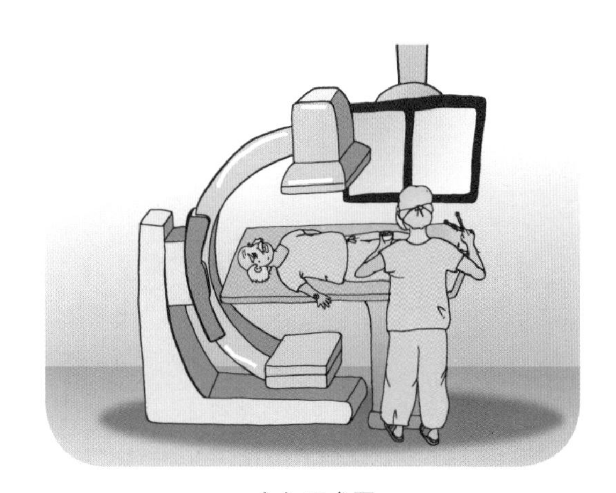

介入手术图

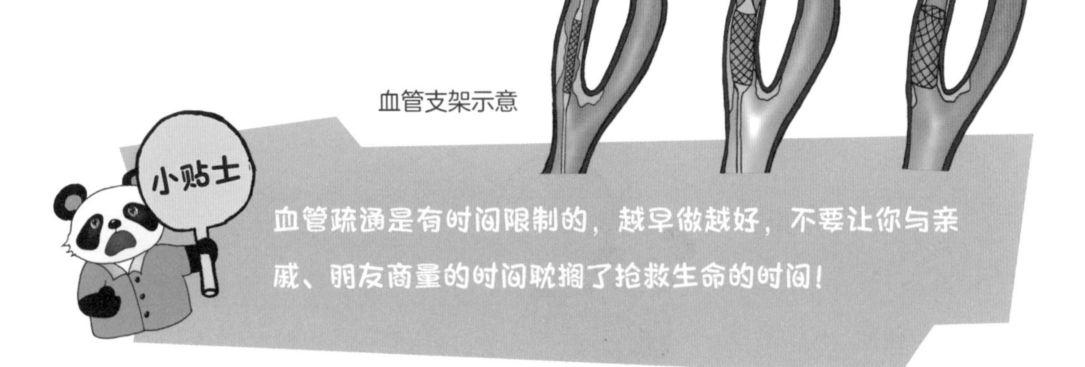

雏鹰课堂 3

如何远离动脉粥样硬化

学习目标 ▶	掌握健康生活的三要素 了解动脉粥样硬化的形成
建议适用人群 ▶	所有人
建议讲授方法 ▶	情景教学

一、动脉粥样硬化

胆固醇怎么跑到血管壁上了

第一步：对身体有害的胆固醇（低密度脂蛋白胆固醇和甘油三酯）发生变形后被单核细胞一口吞下。

第二步：单核细胞变成一团肥滋滋、油腻腻的泡沫细胞。

第三步：泡沫细胞堆积成不稳定斑块，也就是一包油。

第四步：不稳定斑块卡在动脉血管壁上，越积越厚，像颗不定时炸弹，一旦破开，将堵塞血管。

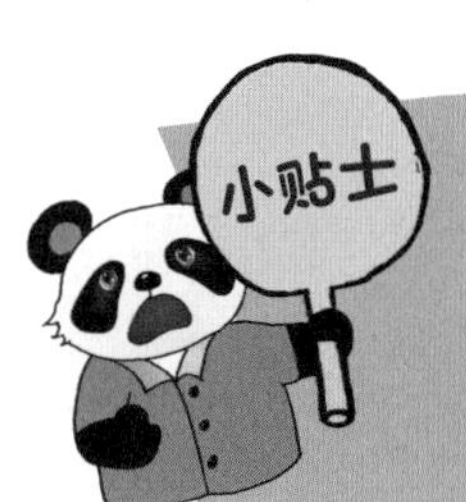

不良的生活习惯是导致体内“血管河床”淤积、狭窄、堵塞的罪魁祸首！

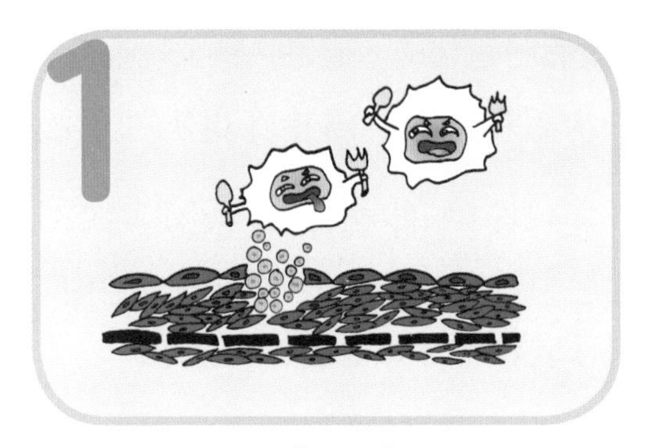

吞噬胆固醇

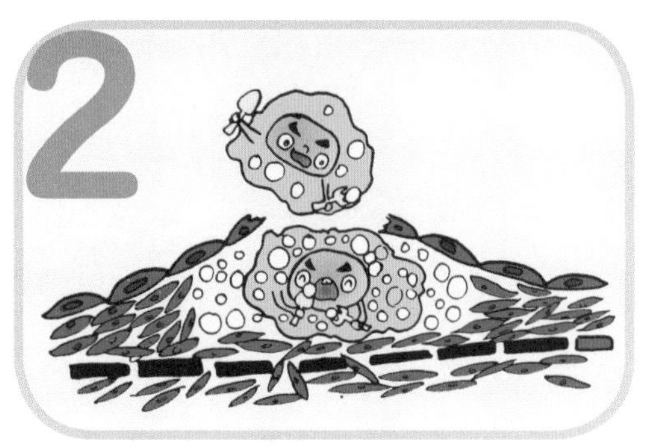

形成泡沫细胞

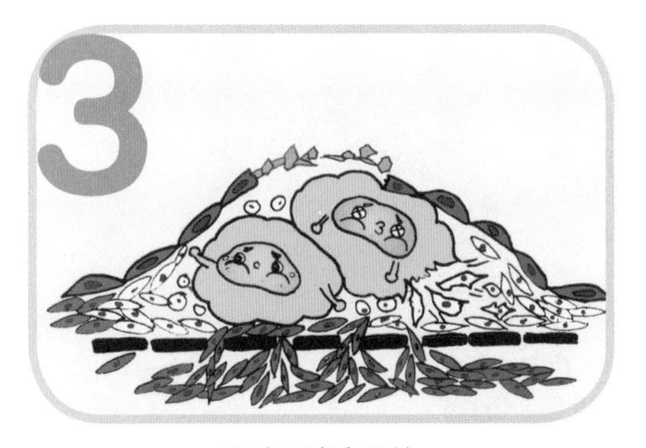

形成不稳定斑块

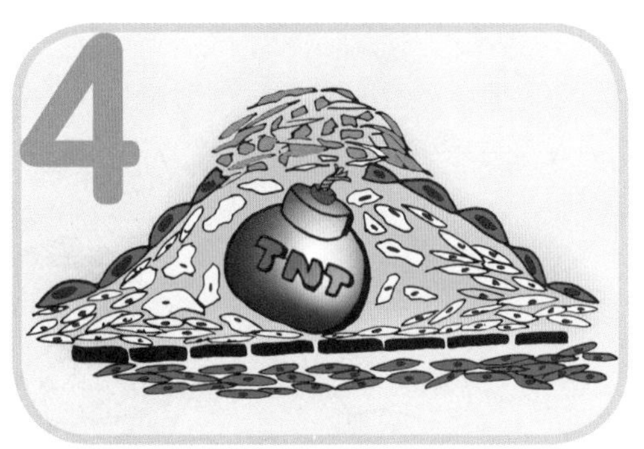

堵塞血管

二、健康生活，不要多余的胆固醇

1. 要素一——健康饮食

良好的饮食习惯，合理饮食，减少胆固醇摄入。

（1）碳水化合物类食物：含有一种可以被身体转化为葡萄糖的物质，为身体提供能量。

（2）糖类食物：葡萄糖可以直接为身体提供能量。

（3）蛋白质类食物：蛋白质为参与身体生长和修复的重要物质。

（4）脂肪类食物：对身体长期的能量储备有帮助，但是，多了就不行。

（5）膳食纤维类食物：主要见于水果和蔬菜。膳食纤维不提供能量，但是能帮助消化。

每天 3 次规律进食，按照身体的需要给自己补充能量。脑部的能量探测器可以感觉到饥饿，而进食后胃部的感觉器会告诉脑部胃是满的。

我是碳水化合物
我是糖类
我是蛋白质
我是脂肪
Candy
milk
我俩是维生素

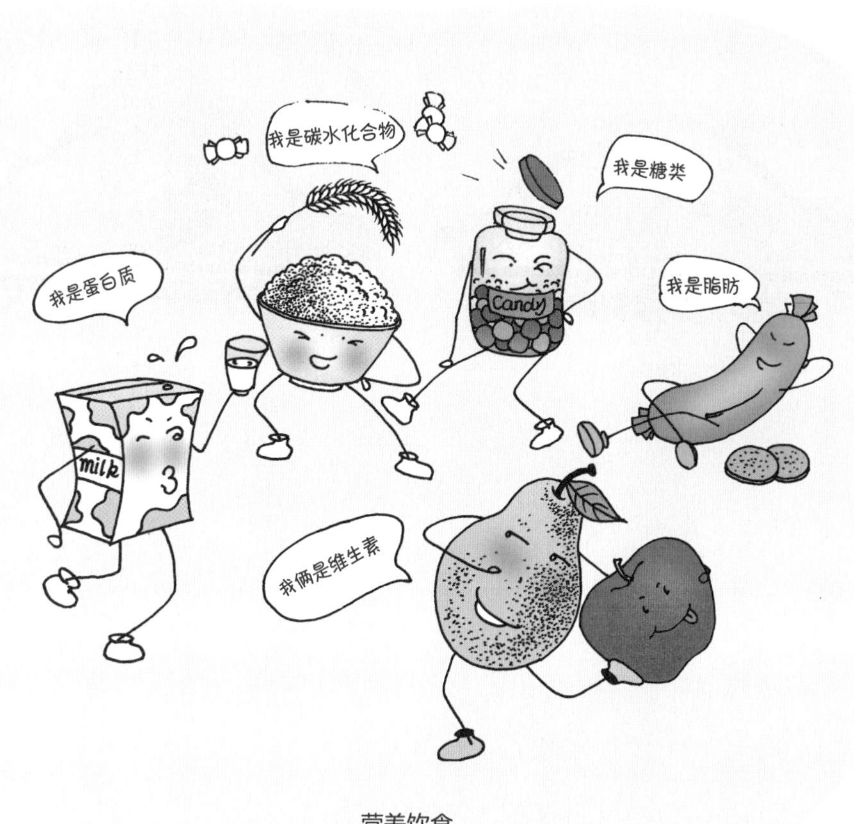

营养饮食

2. 要素二——锻炼身体

锻炼对身体好处多多，肌肉越多被使用，肌肉纤维就会变得越粗大；你的肌肉越强壮，身体也就越好。而心脏也像肌肉一样，经常锻炼，心脏会变得更强壮。

小贴士

根本不进行运动，会使你的肌肉瘦小，没有力气。

加强锻炼

3. 要素三——养成良好的生活习惯

不吸烟，不喝酒，远离毒品，充足睡眠。

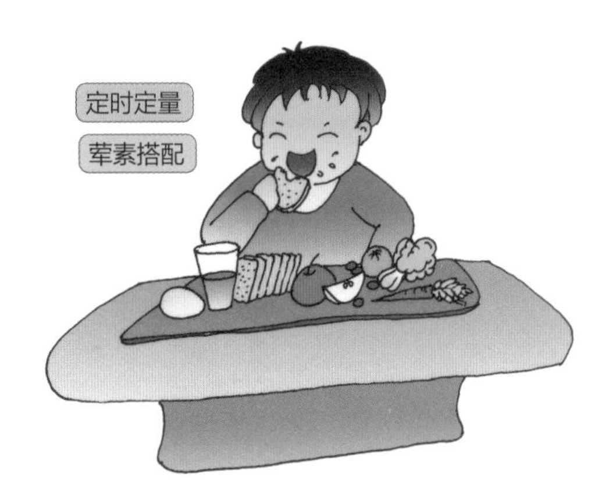

健康饮食

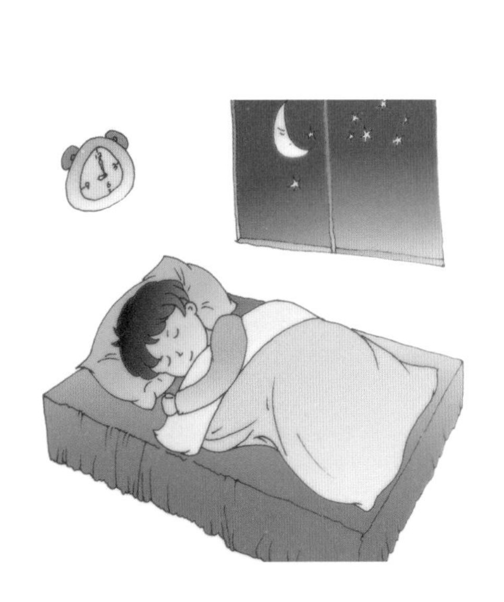
充足睡眠

三、测一测：来看看你的身高和体重是否标准

参考身高体重指数（BMI），算法是体重（单位：千克）除以身高（单位：米）的平方。比如：身高 1.5 米，体重 45 千克的人，BMI=45/（1.5×1.5）=20。

身高体重指数量表

体重等级	BMI 值
正常	18.5 ～ 24.9
低体重	<18.5
超重	25.0 ～ 29.9
肥胖	≥ 30.0

四、试一试

制订你的饮食和运动计划吧！然后坚持不懈，加油！

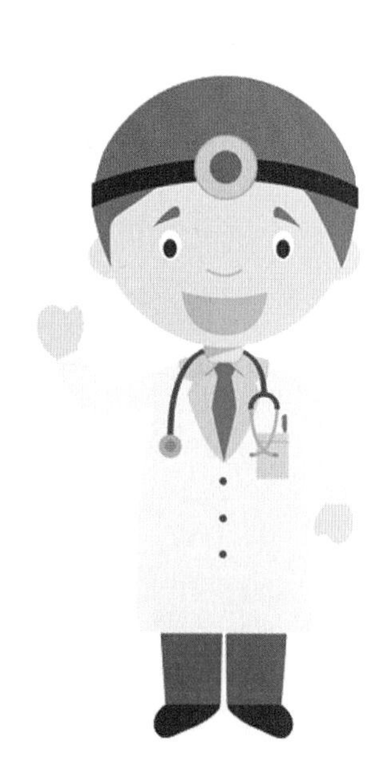

五、思考题

1. 突发胸痛的患者应立即（　）

   A. 喝水

   B. 扶行至医院

   C. 如果患者有心绞痛药物，帮助其服用

   D. 躺下

2. 突发言语不清，一侧肢体活动障碍者应立即（　）

   A. 记住发病的时间　　B. 给予饮食

   C. 保暖　　D. 平躺

3. 预防心脑血管疾病应该（　）

   A. 不论年龄，拼命锻炼　　B. 合理饮食

   C. 不定期服药　　D. 不必戒烟

答案： 1. C　2. A　3. B

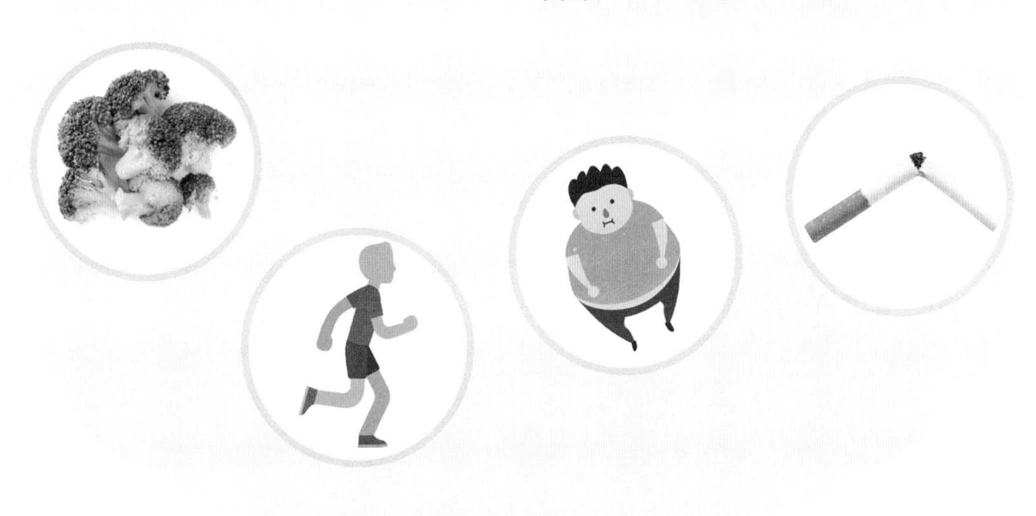

雏鹰课堂

4 癫痫怎么急救

学习目标	了解癫痫的急救措施
建议适用人群	小学一年级以上
建议讲授方法	实践教学

癫痫，俗称羊角风，是由于大脑神经元异常放电，导致大脑功能短暂障碍的一种疾病。

1. 癫痫发作的表现

癫痫患者可能随时随地发作，突发倒地，倒下去口吐白沫、双眼凝视、全身抽动强直。

2. 急救处理原则

（1）防止受伤：将周围可能会伤害患者的物品挪开，松开颈部的束缚物，摘掉眼镜，在患者尚未倒地的时候，扶住患者慢慢平躺。

（2）确保气道开放：将患者摆成侧卧位，将软垫或毛巾垫在头面部。

（3）发作后，检查外伤：癫痫异常放电，一般持续 90 秒左右，发作后，注意给患者保暖，检查患者的反应和外伤情况。

（4）需要就医的情况

1）可能为第 1 次发病。

2）发作时，受到外伤，现场无法处理。

3）癫痫发作超过 5 分钟。

4）1 次发作后接着出现第 2 次发作，两次发作间歇患者的意识没有恢复。

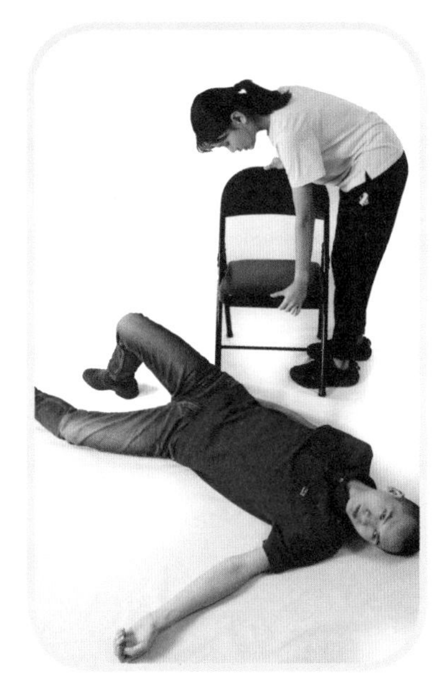

癫痫急救

3. 土方法不能用

（1）撬开牙齿，往嘴里塞东西。容易造成牙齿和软组织损伤，甚至掉落阻塞呼吸道。

（2）不要试图控制患者。强行去控制的话，很可能导致骨骼、肌肉或者软组织损伤。

4. 试一试

讲课的老师或者家中的长辈突然倒下了，四肢有抖动，你该怎么办？

雏鹰课堂

5 过敏要当心

学习目标	识别过敏反应，了解肾上腺素笔的使用方法
建议适用人群	初中一年级以上
建议讲授方法	情景教学

过敏反应是已免疫的机体在再次接受相同物质的刺激时所发生的反应。

1. 过敏会出现什么症状

（1）轻微过敏：鼻塞、打喷嚏、皮肤瘙痒、皮肤上有突出的红疹。

（2）危及生命的严重症状：呼吸困难、舌颈部肿胀、休克、意识丧失。

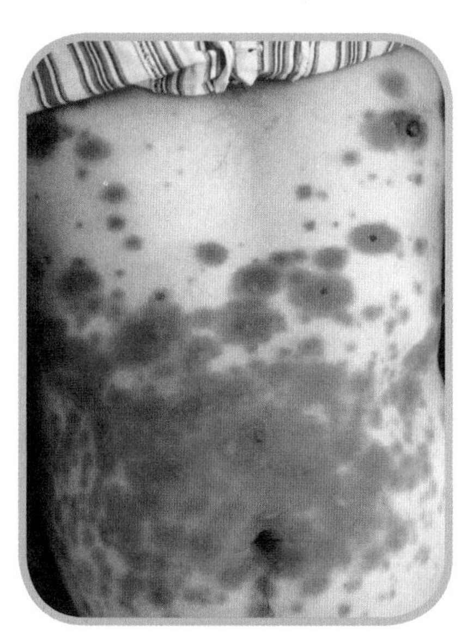

过敏示意图

2. 过敏的原因

引起过敏反应的原因很多，常见的过敏原有花粉、花生、牛奶、药物、蚊虫叮咬。

小贴士

如果你曾经对什么过敏，一定要记住，以后不要再接触了。

3. 过敏的急救

（1）脱离过敏原。

（2）注射肾上腺素针（有严重过敏表现，如出现呼吸困难、舌颈部肿胀、休克、意识丧失，必须尽快到医院）。

（3）如果出现危及生命的情况，立即送往医院。

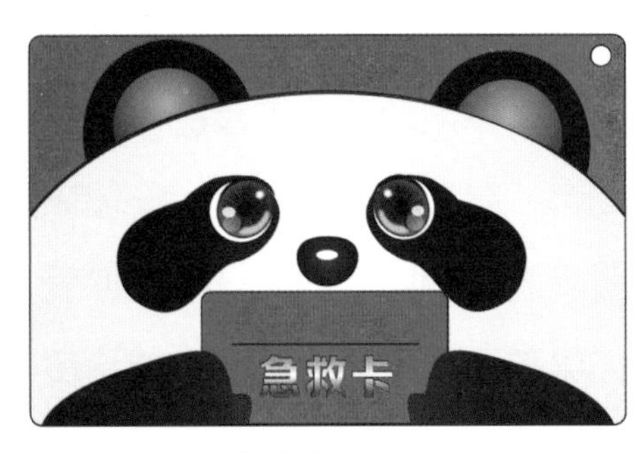

急救卡片正面

请您尽最大可能救助我们的孩子！感激！

姓名：　　　　年龄：

血型：

过敏史：

过往病史：

紧急联系人：

急救卡片背面

4. 预防

（1）避免接触过敏原。

（2）高敏体质，制作急救卡片。

（3）随身带药。

雏鹰课堂 6

鼻出血，你会急救吗

学习目标	掌握鼻出血的急救
建议适用人群	小学一年级以上
建议讲授方法	实践教学

1. 为什么小孩容易出现鼻出血

鼻中隔前部有丰富的毛细血管汇聚吻合，是鼻出血高发区。一般来说，儿童鼻腔内的黏膜很薄，毛细血管很多，如果孩子用手指抠鼻子，或是鼻子受到撞击，就可能引起孩子鼻腔内的毛细血管破裂，出现流鼻血的症状。还有一些孩子可能由于好奇心，将一些奇奇怪怪的东西塞到鼻腔内，这也会损伤鼻腔内黏膜，引起鼻出血。

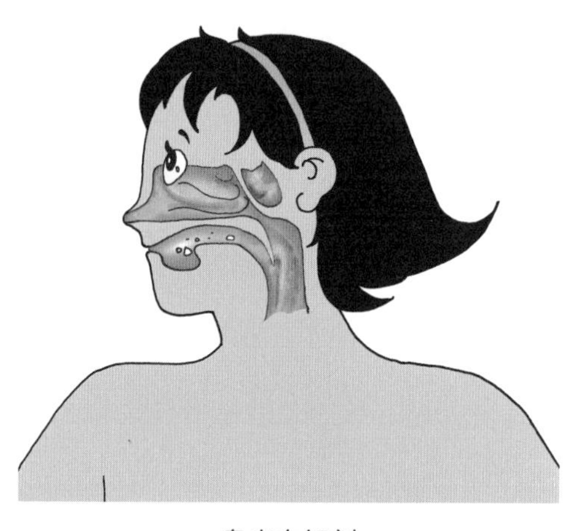

鼻出血解剖

2. 常见的鼻出血的原因

（1）用手指抠鼻孔。

（2）塞东西进入鼻孔。

（3）天气干燥。

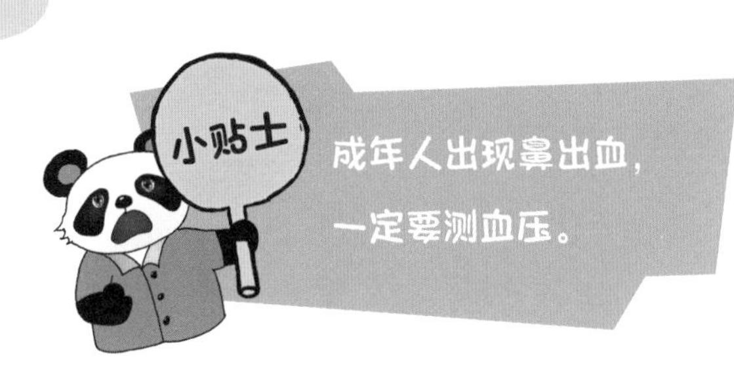

3. 怎么止血

第一步：取坐位，解开衣服上面的扣子，头部竖直，上半身稍前倾，使血液从鼻腔流出。

第二步：拇指、食指按压鼻腰部 5～10 分钟（按压鼻孔两侧柔软的部分）。

第三步：可冷敷颈部、额部。

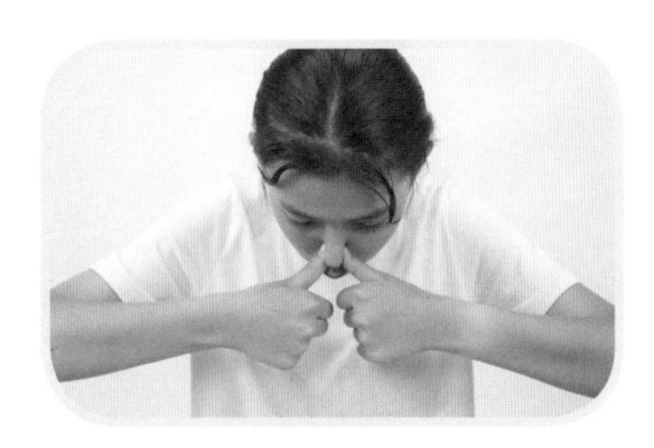

止血操作

注意事项

1. 鼻出血时不要讲话、吞咽与咳嗽，这些动作都可能影响出血口的血液凝结。

2. 不可向鼻孔内塞入棉花、卫生纸等，因为这些填充物很难从鼻腔清理出去，容易继发感染。

3. 出血止住后避免用力，安静休息几个小时。

4. 将出血侧鼻翼压向鼻中隔 5～10 分钟，若松开后仍然出血，则需要赶去医院就医。

试一试

假设自己的左鼻孔流血了，你该怎么办？

雏鹰课堂 7

鱼刺卡喉，土法不行

学习目标 ▶ 掌握鱼刺卡喉的正确处理措施

建议适用人群 ▶ 初中一年级以上

建议讲授方法 ▶ 情景教学

鱼刺卡喉是非常常见的意外事件。

1. 鱼刺可能会卡在哪些地方，危险吗

（1）尖锐、细长的物体经口腔进入，常易刺入扁桃体、咽喉壁、舌根或梨状窝。大部分鱼刺都会卡在扁桃体腺附近，这种情况不危险。

（2）鱼刺如果进入食管并插在食管壁上，可能戳破邻近的大血管导致大出血，危及生命。

（3）鱼刺可刺破咽黏膜，埋于咽喉壁，若长时间没取出来，可能导致感染、脓肿。这种情况很危险！

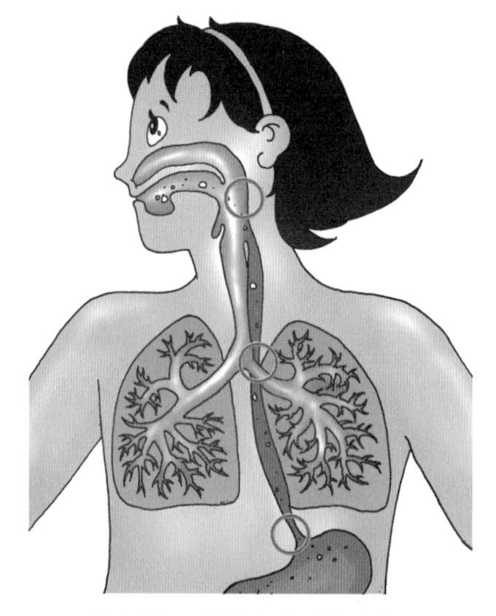

鱼刺常见卡住部位的解剖图

2. 鱼刺卡喉，是什么感觉

卡过鱼刺的人都知道，咽喉部疼痛，疼痛部位固定，咽口水时疼痛加重。

3. 正确处理鱼刺卡喉的方法

第一步：立即停止进食，尽量减少吞咽动作。

第二步：试着用力咳嗽或干呕，争取把靠近咽喉部的鱼刺咳出来。

第三步：鱼刺扎在咽喉深处，不能咳出，一定要到耳鼻喉科就诊。

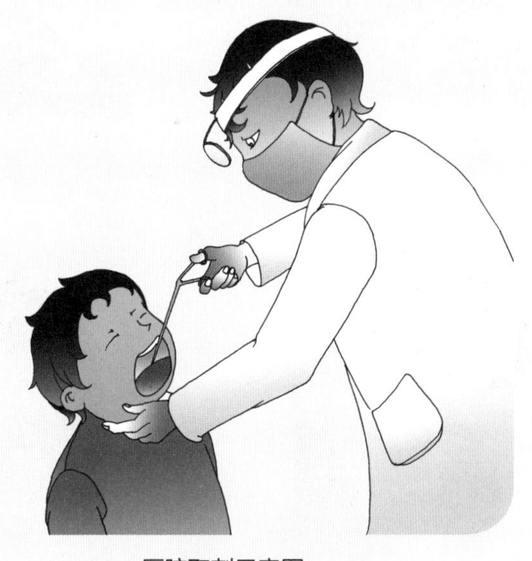

医院取刺示意图

4. 土方法信不得

（1）立即哽入大块馒头或者米饭。一般来说，软的小鱼刺，有些是可以被食物带入胃中的，虽不会给人体造成较大的危害，但仍有可能划伤咽喉部和食道。稍粗大的鱼刺，用上述方法可能刺穿食管、刺破大血管而发生大出血，导致严重的后果。

（2）喝醋来软化鱼骨。在体外，鱼骨泡在醋中软化一般需要数小时，而醋从咽部流过时能接触鱼骨的时间极短，是不可能溶解或软化鱼骨的。

（3）用筷子或钳子夹出来（筷子或者钳子可能会损伤咽喉部，造成充血性水肿）。

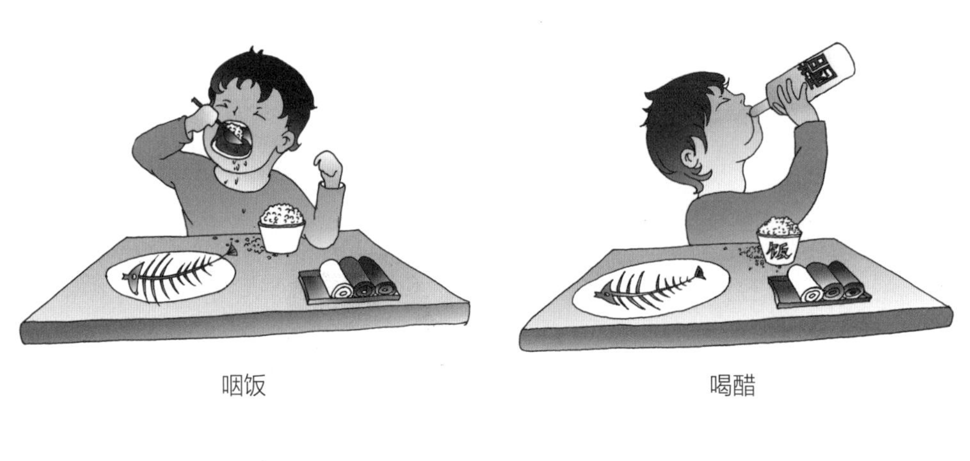

咽饭　　　　喝醋

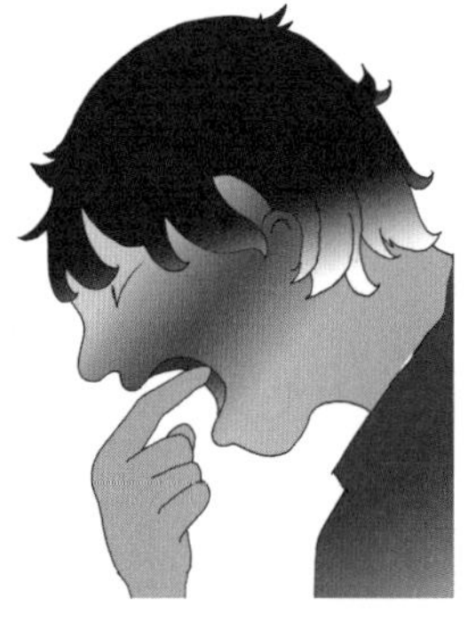

用手指抠

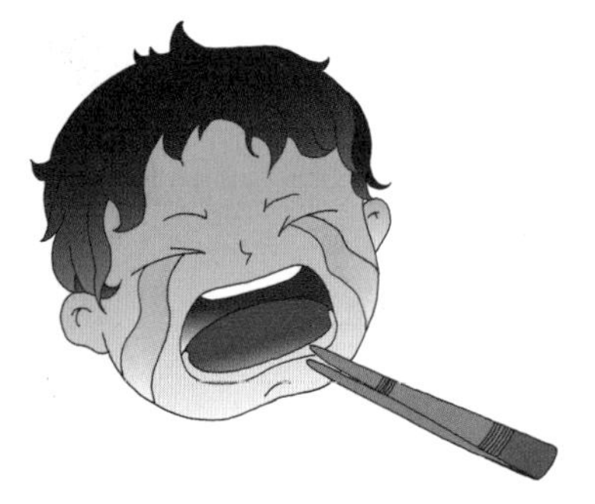

用镊子取

错误的去刺方法

5. 说一说

什么情况下容易被鱼刺卡住

（1）进食时不要说话，尤其进食鱼类等多刺的食物时。

（2）嘴里含有食物时，不追逐打闹。

第六部分

意外伤害急救

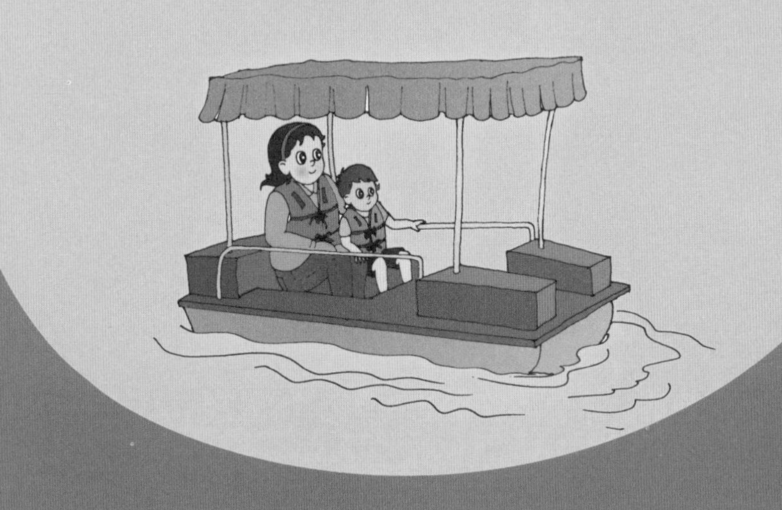

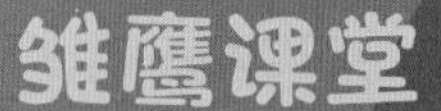

1

中暑急救

学习目标	掌握中暑的预防和急救处理
建议适用人群	小学一年级以上
建议讲授方法	情景教学

中暑

1. 人体正常的温度

人体正常体温平均在 36～37℃（腋窝），36.3～37.2℃（舌下），36.3～37.5℃（直肠）。

2. 太热了，人体怎么调控温度

当体温升高时，人体皮肤里的 300 万个微控制单元就会渗出一种液体，我们把这种液体叫作汗水。汗水会将血液中的温度带到皮肤上，然后从皮肤上蒸发，身体就把热释放了出来。所以，天气太热了，我们就会大量流汗。

3. 什么是中暑

中暑是由于长时间处于高温环境中，人体的散热功能达到极限，或者人体的散热功能出现障碍，导致体温上升，引起中枢神经系统和/或心血管系统功能障碍，甚至导致多个器官功能障碍，严重时可导致死亡。

4. 中暑的表现

（1）将要中暑的表现：出现轻微的头晕、头痛，眼花、口渴、全身无力。

（2）轻症中暑的表现：除中暑先兆的症状加重外，出现面色潮红，体温升高至 38.5℃，大量出汗。

（3）重症中暑的表现

1）热衰竭：因严重脱水和电解质紊乱引起的周围循环容量不足而发生休克。可出现面色苍白、皮肤湿冷、血压偏低。

2）热痉挛：因大量失水和电解质紊乱引起的肌肉疼痛性痉挛。表现为四肢阵发性肌肉收缩痛，尤以小腿腓肠肌为显著（小腿背面的肌肉）。

3）热射病：高温引起的人体体温调节功能失调，体内热量过度积聚，导致神经系统受损，病死率高。患者体温陡增，出现嗜睡或昏迷。皮肤高热、干燥，无汗。四肢和全身肌肉可有抽搐，严重者出现肺水肿、脑水肿、肝功能衰竭、肾功能衰竭、凝血功能障碍，最终死亡。

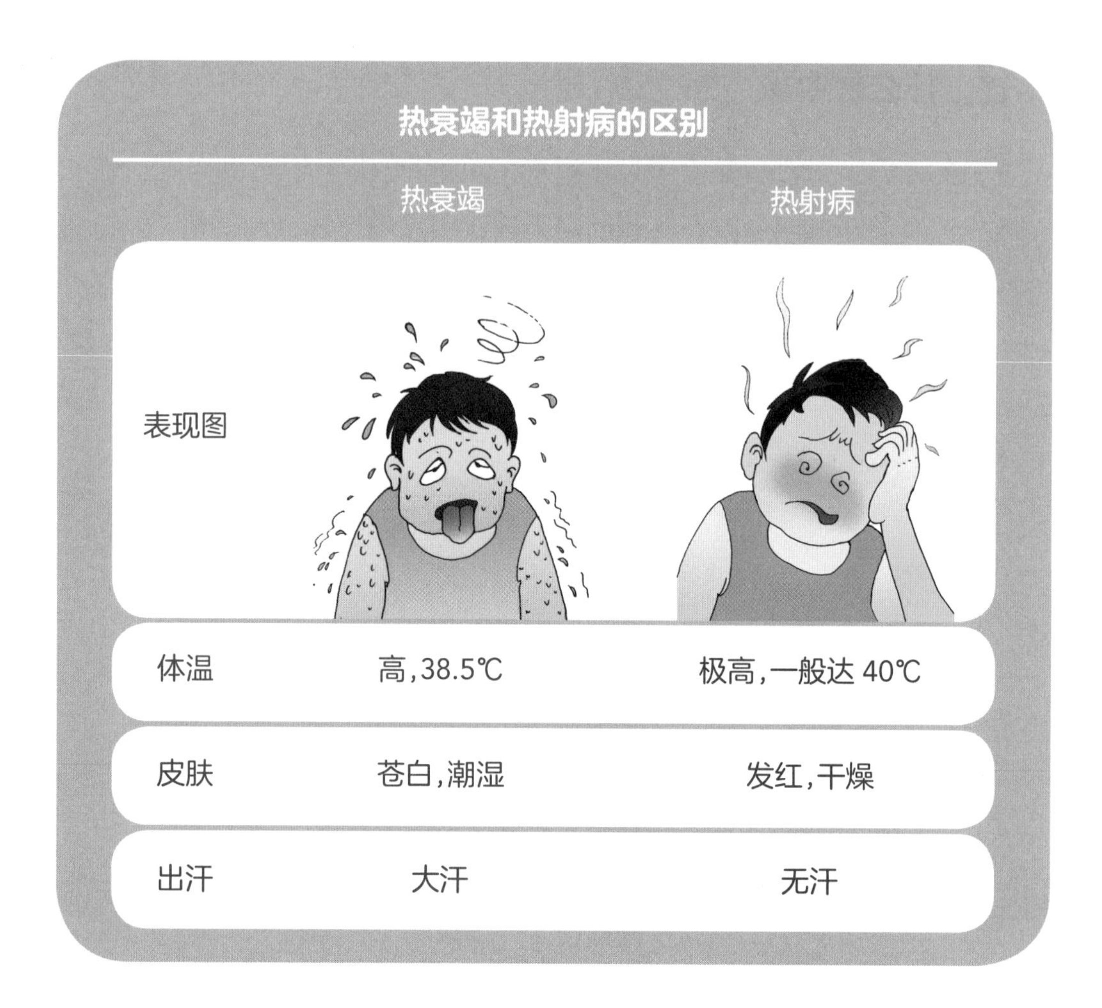

热衰竭和热射病的区别

	热衰竭	热射病
表现图		
体温	高，38.5℃	极高，一般达 40℃
皮肤	苍白，潮湿	发红，干燥
出汗	大汗	无汗

5. 哪些人群在哪些情况下容易中暑

老年体弱、肥胖、孕妇、糖尿病患者等人群在以下情况下，容易出现中暑。

（1）极度疲劳、睡眠不足、饥饿、失水、失盐。

（2）长时间处于高温、高湿的环境中。

（3）在烈日下活动。

（4）长期生活在空调房间中，体温调节能力较差，突然到高热的户外或野外活动，尤其容易中暑。

6. 如何预防

（1）出门要准备齐全防暑物件，如戴上防晒帽、穿上透气衣物等。

（2）足量饮水。出发前即要喝足水和补充盐，吃饭不宜过饱。出发时带足量的水，定时、少量随时补充。

（3）量力而行，早些休息。每个人体力各异，当出现头晕、眼花等中暑先兆时，就要停下来休息，补充水、盐。

（4）保证充足的休息和睡眠，禁止疲劳出行。

7. 如何急救

（1）使患者脱离高温环境，移至通风、阴凉处。

（2）迅速帮助患者降温，如脱去衣物、凉水擦拭皮肤、用风扇或空调助其散热等。

（3）速送医院。

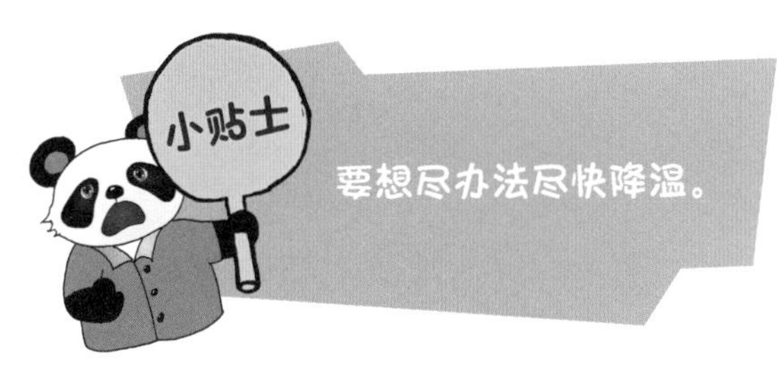

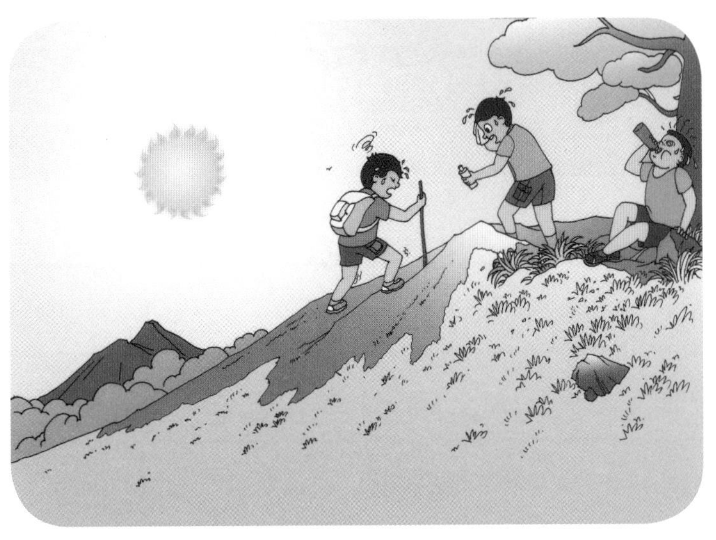

雏鹰课堂 2

蜂蜇伤急救

学习目标	掌握预防蜂蜇伤的方法
建议适用人群	初中一年级以上
建议讲授方法	情景教学

蜂的种类较多，常见的有蜜蜂和马蜂。蜂的尾部有一对毒囊和一根毒刺，毒刺刺入皮肤时即将蜂毒注入被蜇者体内。

1. 蜜蜂和黄蜂的区别

蜜蜂和黄蜂的区别

	蜜蜂	黄蜂
个头	小	大
蜇伤后毒刺	留于被蜇者体内	收回毒刺,继续蜇人
毒性	酸性	碱性
冲洗蜂毒	肥皂水	食醋

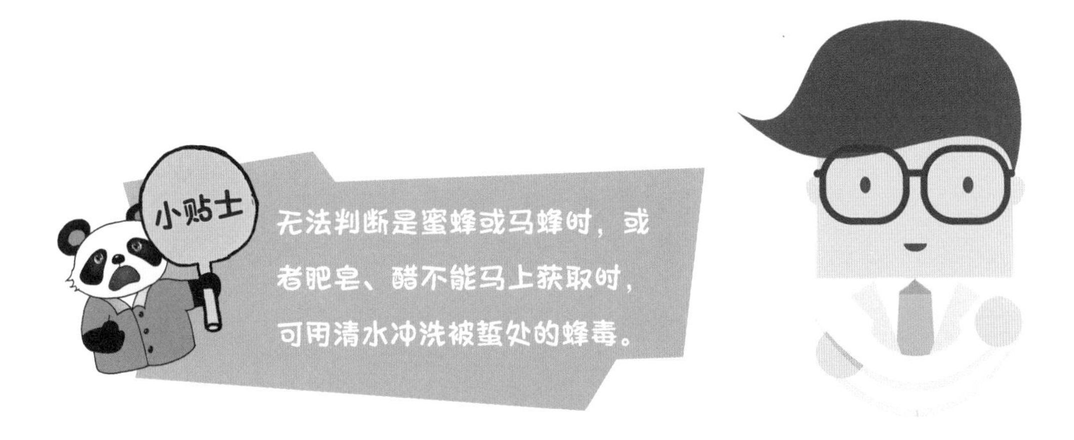

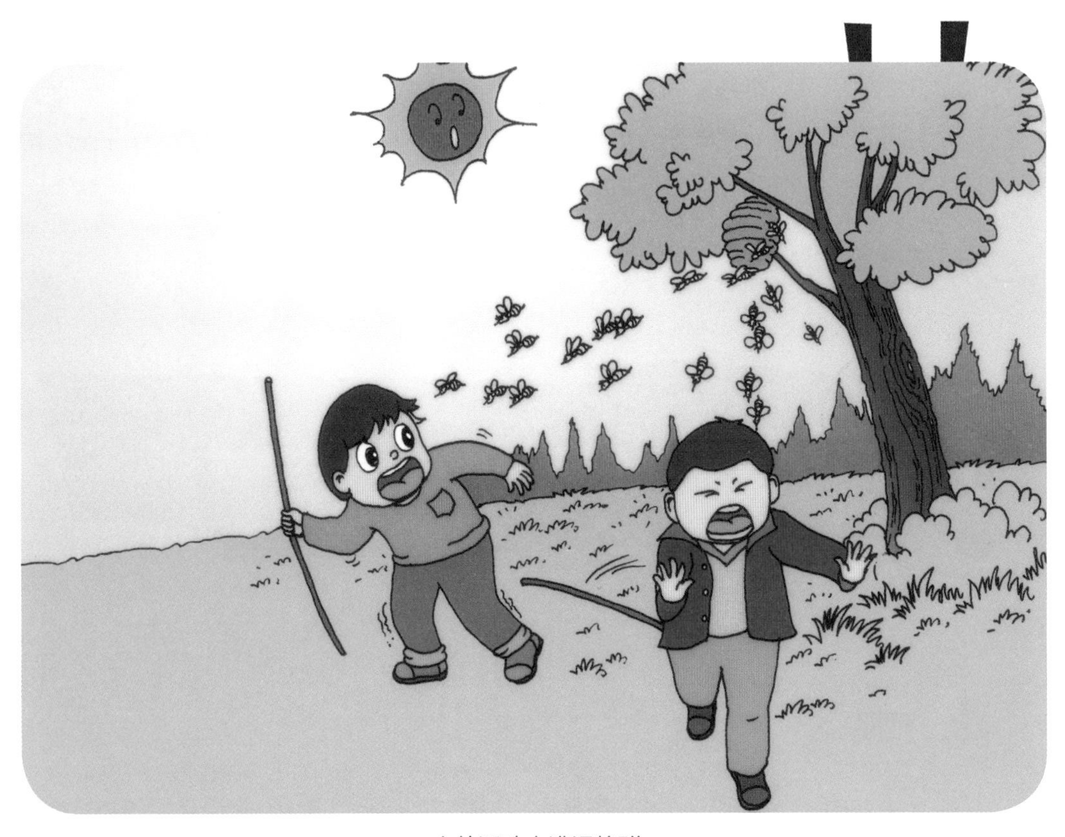

户外活动中遭遇蜂群

2. 蜂蜇伤后有什么表现

（1）伤口局部肿、痛、痒。

（2）严重的过敏反应：喉头水肿，口唇、眼睑水肿，全身皮疹，瘙痒明显，甚至出现呼吸困难、血压下降，昏迷，导致死亡。

3. 急救处理

（1）蜜蜂蜇人后，会把尾针留在人体，尾针也就是螯刺内含有的毒囊。用银行卡等硬卡将螯刺刮除，注意不要把毒液挤进体内。避免用钳子取出，以防挤压毒囊。

（2）冲洗蜂毒：蜜蜂蜇伤可用肥皂水冲洗，马蜂蜇伤可用食醋冲洗。

（3）被蛰伤的部位尽量不动。

（4）冰袋冷敷。

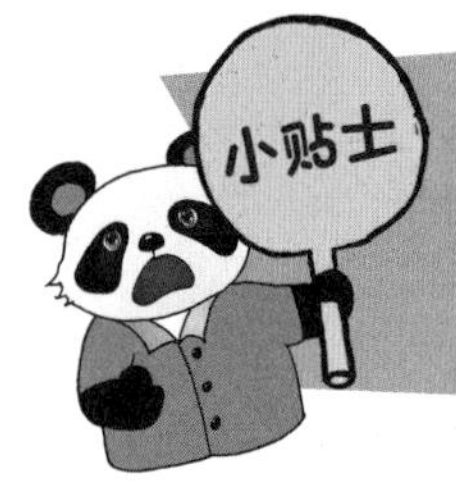

不要为取肥皂水或食醋耽搁时间，先用大量清水冲洗。

4. 预防

（1）去户外，最好不要穿着色彩鲜艳的服装，不要佩戴色彩鲜艳的饰品。

（2）一旦惊动了蜂群，用衣服护住头颈部，并趴在地上，减少被蜇的部位。

雏鹰课堂 3

蛇咬伤急救

学习目标	掌握户外预防蛇咬伤的方法 了解蛇咬伤的急救
建议适用人群	初中一年级以上
建议讲授方法	情景教学

被毒蛇咬伤会危及生命。不同类型的毒蛇，其毒液作用不同，常见的神经毒可使呼吸肌麻痹，凝血毒会使血液凝固，或溶血。

1. 蛇咬伤有什么表现，哪些表现提示非常严重

（1）局部症状：局部红、肿、痛。

（2）全身表现：神经毒会导致四肢无力、言语不清、眼睑下垂，甚至昏迷；凝血毒会导致皮下出血，或全身多处出血。

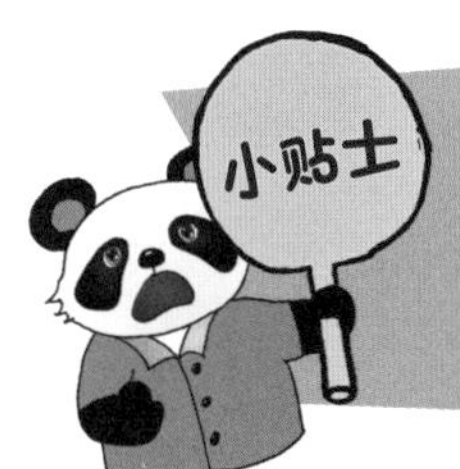

一旦出现全身表现，需尽快到有抗蛇毒血清的医院就诊。

2. 现场急救

（1）认蛇：记住蛇的特征，可拍照，以判断蛇是否有毒。

（2）脱离：立即远离被蛇咬的地方，如被咬住不放，用棍棒驱赶。

（3）解压：除去受伤部位受限物品，如戒指、手镯、手表。

（4）镇定：保持冷静，不要乱跑求救，呼叫 120，避免加速毒液吸收、扩散。

（5）制动：尽量制动，受伤部位保持较低位，防止毒素快速流向心脏，固定好肢体，减少肢体活动，减慢毒素扩散速度。

（6）绷带加压包扎：由远心端向近心端包扎整个被咬肢体，以减少淋巴液、血液回流速度、减缓毒素蔓延。

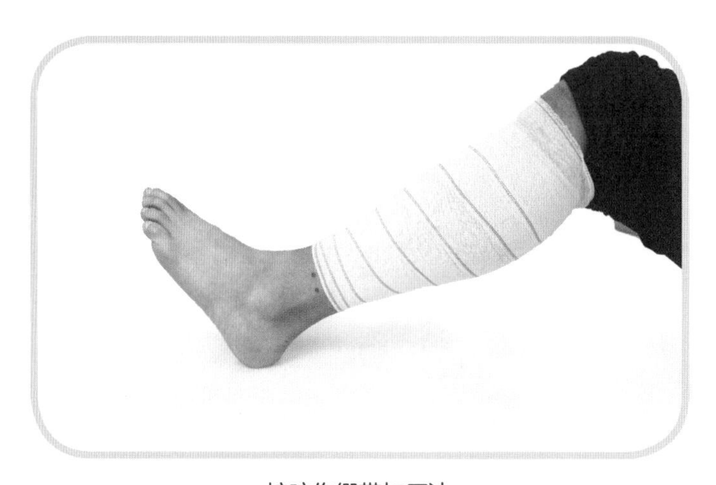

蛇咬伤绷带加压法

3. 解毒药

可使用抗蛇毒血清。被毒蛇咬伤后，一定要尽快到有抗蛇毒血清的医院进行急救。

4. 预防

（1）户外“五紧”服：扎紧领口、双袖口、双裤脚。

（2）进入草丛，用竹竿、木棍等敲打开路。

（3）夜间在草丛、灌木丛中行走，可利用照明工具查看周围是否有蛇。

5. 土法急救不可做

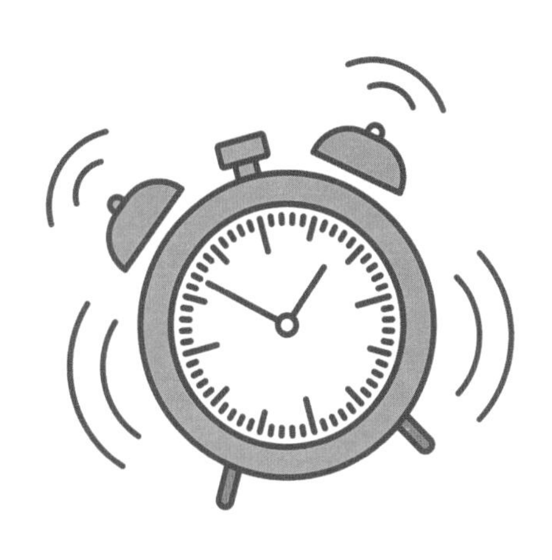

（1）切勿切开、吸吮、挤压伤口。

（2）不可使用止血带。

6. 思考题

1. 中暑的人皮肤颜色为（　　）

   A. 发白　　B. 发红　　C. 发黑　　D. 发蓝

2. 帮中暑的人降温以下哪项不对（　　）

   A. 原地等待　　B. 转至阴凉处　　C. 使用风扇　　D. 凉水擦身

3. 处理蜂蜇伤下面哪项正确（　　）

   A. 冰敷　　B. 用手拔刺　　C. 热敷　　D. 包扎

4. 蛇咬伤后应立即（　　）

   A. 跑至安全的地方　　B. 用嘴吸出毒液

   C. 制动　　D. 将伤口上下都缚扎起来

答案： 1. B　2. A　3. A　4. C

雏鹰课堂

4

触电急救

学习目标	掌握触电的正确处理措施
建议适用人群	小学一年级以上
建议讲授方法	情景教学

一、触电

1. 触电包括日常触电（直流电、交流电）和接触雷电。

2. 触电事故造成的伤害，包括电流的热效应、化学效应和机械效应造成损伤，甚至死亡。

3. 触电受伤情况与电流、触电时间相关。

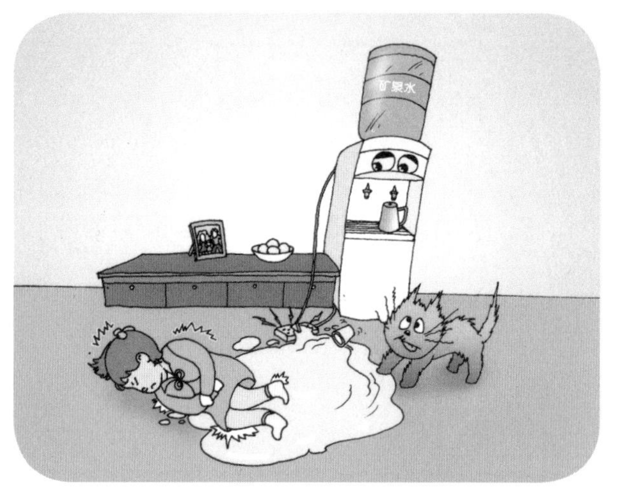

触电

二、急救方法

一定要迅速切断患者与触电点的接触。

1. 关闭电闸，这是最安全的方法，但常常不够及时，尤其是在陌生的环境中。如果是高压电线触电，应在 30 米外，立即给供电局打电话通知停电。

2. 将触电者拔离或移离触电点，必须使用不导电、干燥的绝缘物体（如干燥的木棍、干燥的塑料管）。施救者本身也要做好防护，必须站在绝缘材料上。

3. 触电时如果电流经过心脏，即可导致心律不齐、心室颤动，需立即进行心肺复苏和 AED 除颤（详见第三部分　心肺复苏术）。

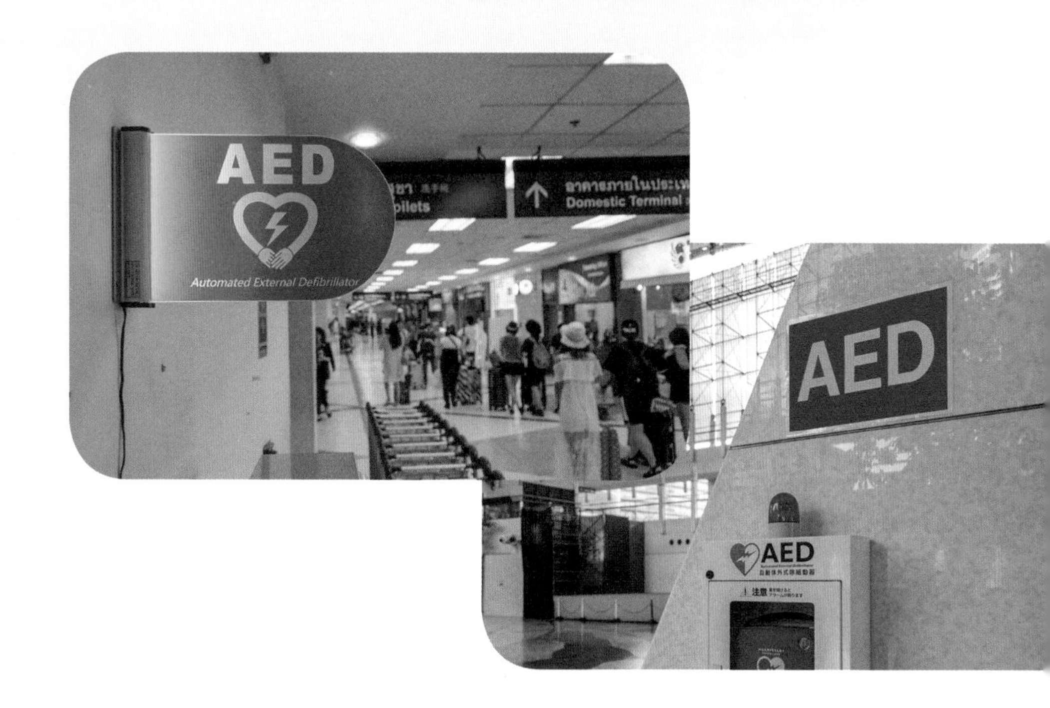

雏鹰课堂 5

窒息性气体中毒急救

学习目标	掌握识别密闭空间是否安全的要点
建议适用人群	小学一年级以上
建议讲授方法	情景教学

1. 什么是窒息性气体

窒息性气体是指由于其存在使空气中氧含量降低，导致机体缺氧、窒息。

常见的有：一氧化碳、甲烷、二氧化碳、氮气、水蒸气等。其中最常见的是一氧化碳，由炭或含碳物质燃烧不全时产生的有毒、有害气体，俗称煤气中毒。

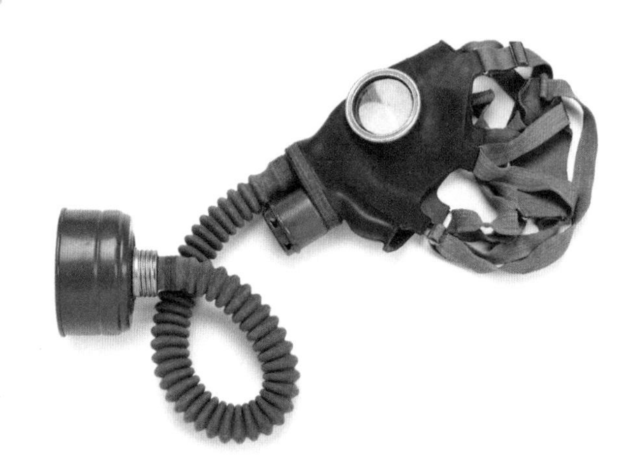

2. 吸入窒息性气体后人体的反应

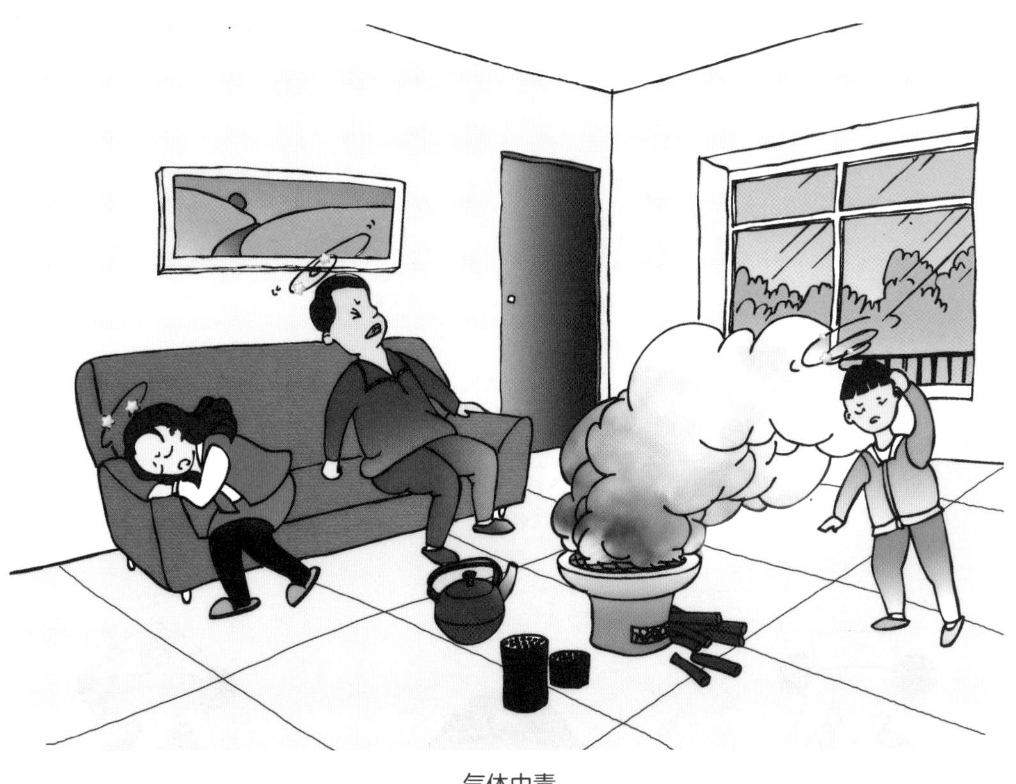

气体中毒

急性窒息性气体中毒是指短时间内吸入大量单纯窒息性气体，人体不能吸入氧气，没有氧气 4 分钟，人体就彻底瘫痪，8～10 分钟人就死亡了。

3. 中毒的表现

（1）轻度中毒症状：头痛、头晕、心慌、恶心、嗜睡。

（2）重度中毒症状：比如意识模糊、丧失，呼吸困难，四肢抽搐，甚至心脏骤停。

4. 应该如何自救、互救

（1）轻度中毒：患者应立即自行撤离密闭的空间。如果已经没有力气活动，马上拨打 119 求救。

（2）重度中毒

1）施救者一定要先确认现场是否安全，是否有气体爆炸的危险。施救者绝不可贸然进入现场，可采用石头等打碎玻璃。

2）将患者移到有新鲜空气的地方，或将窗户、房门打开，使空气流通。千万不可打开室内电源照明。

3）同时根据情况拨打电话 110、119、120。

4）患者如果没有反应和呼吸，则需要立即进行心肺复苏术（详见第三部分）。

120
110
119
906727
小贴士
此类事件的重点是环境安全，保证抢救者自身安全。

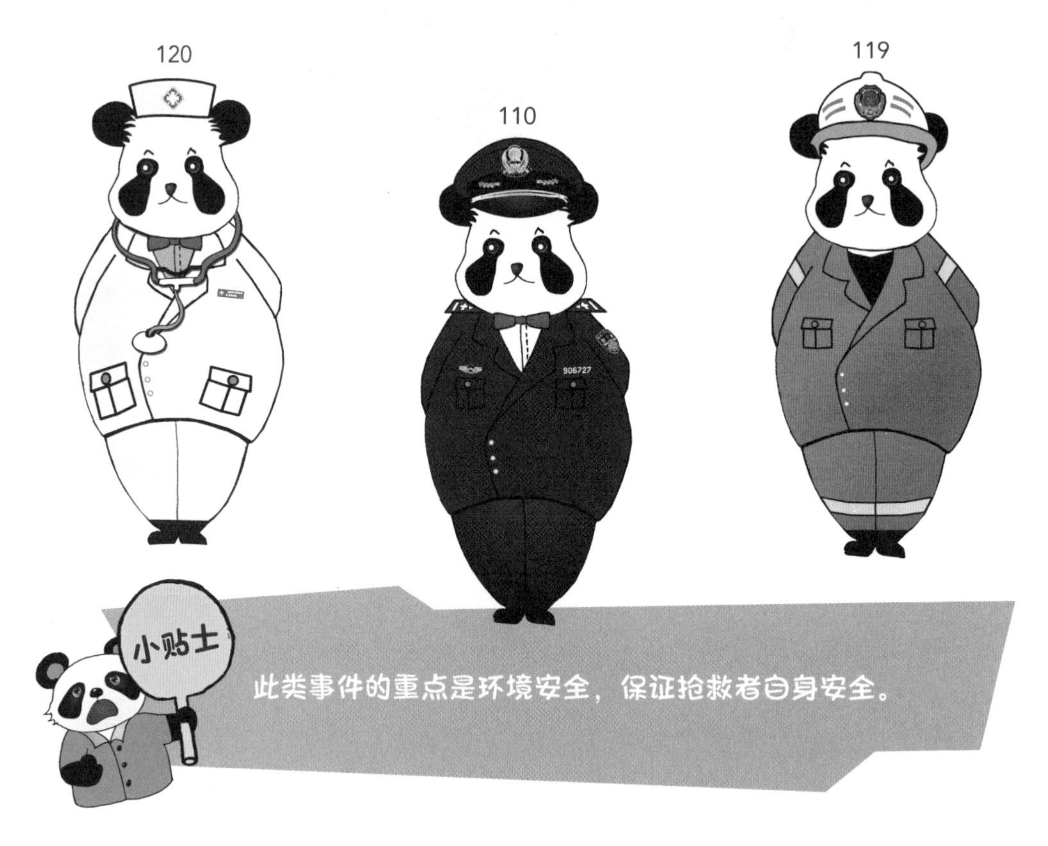

雏鹰课堂

6

溺水急救

学习目标 ▶	掌握溺水的预防 了解溺水急救 ABC
建议适用人群 ▶	幼儿需要掌握溺水预防 13 岁以上的孩子需要了解溺水急救 ABC
建议讲授方法 ▶	情景教学

溺水，又称淹溺，是青少年最常见的意外死亡原因之一。同时，这里必须强调的是，营救淹溺者也是危险的行为。

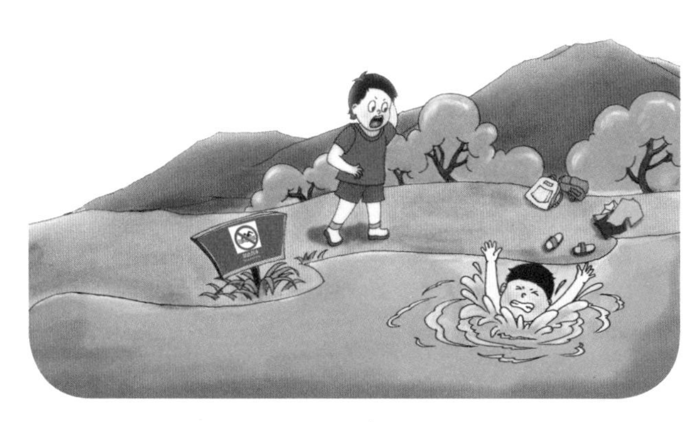

溺水

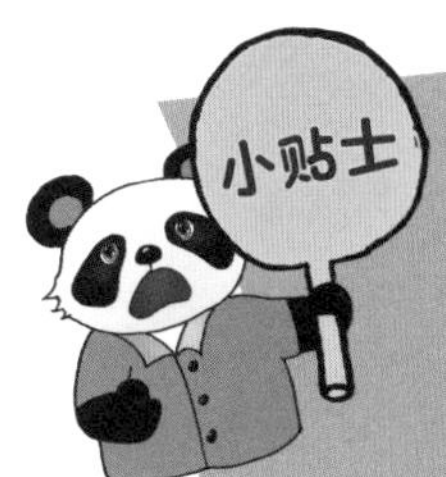

如水域设有“禁止游泳”的标志，代表在这片水域游泳存在危险。

1. 发现溺水者，你能去救吗

当发现溺水者，我们都应该施以援手，但一定要在施救前充分进行评估。

（1）首先考虑在岸上救助，切忌盲目下水。可以往水中扔漂浮物，如木板、木箱，也可以借助木棍、绳索等物施救。

（2）下水救助时，要脱掉衣服、鞋袜，带上漂浮物和带绳子等救生工具，接近溺水者后要保持距离（溺水者情急之下会拼命抓紧施救者，导致双双殒命）。

（3）同时应评估现场情况，拨打电话 119、120。

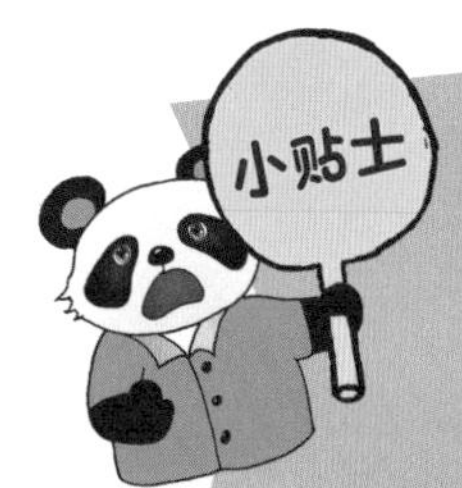

发现有人溺水时，应大声呼救，或拨打报警电话，不可轻易下水救人。

2. 溺水者被救上岸后的急救措施

回忆一下，在第三部分学习的心肺复苏术。

第一步：评估安全性。目前这个岸上是否安全，有无洪水，有无再次溺水的可能?

第二步：判断患者有无反应（轻拍高呼）。

第三步：拨打急救电话。

第四步：评估有无呼吸（胸廓是否有起伏）。

第五步：如果没有呼吸则立即启动心肺复苏流程。但是与其他的心肺复苏流程稍有不同，先判断溺水者口腔有无异物，清理呼吸道，然后做人工呼吸，先吹2～5口气，再进行胸外心脏按压。

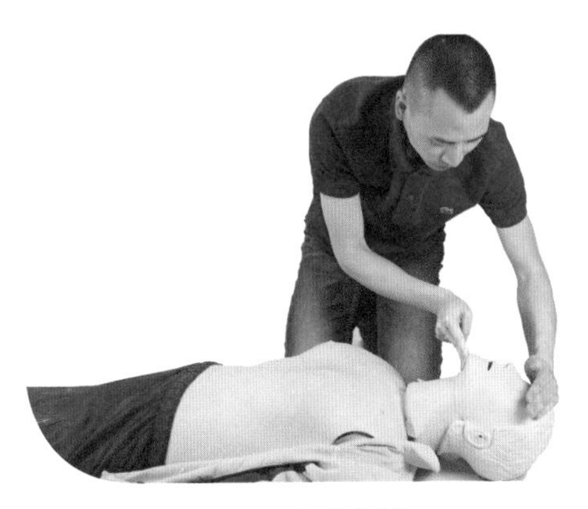

开放气道

第六步：剩下的就按照之前学习的内容抢救吧。

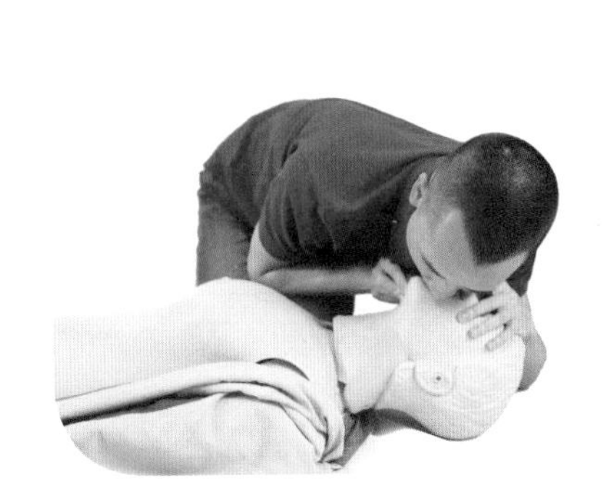

人工呼吸

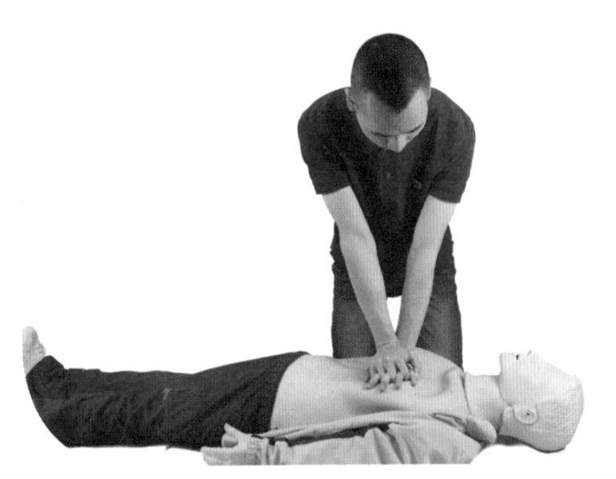

胸外按压

3. 特别注意

（1）溺水者常易出现颈部损伤，需要检查颈椎并进行固定。

（2）救援成功后，应及时对溺水者进行保暖。

（3）灌进溺水者胃肠道的水，不会立即对生命造成危险，不必强行给溺水者控水。

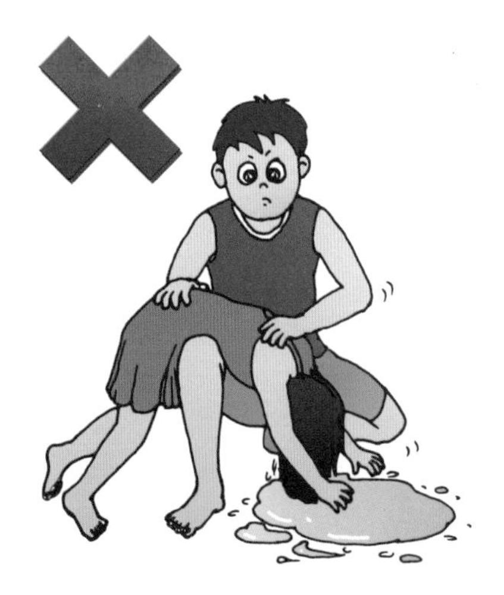

施救时不要控水

4. 溺水的原因及预防

溺水者死亡的进程非常快，时间很短，常为 4 ~7 分钟。

（1）最常见的原因手脚抽筋。预防：下水前做好热身运动。

（2）水草缠身、身陷湿地。预防：不去情况不明、有禁止标志的地方游泳。

（3）进行水上活动时，要穿戴救生衣。

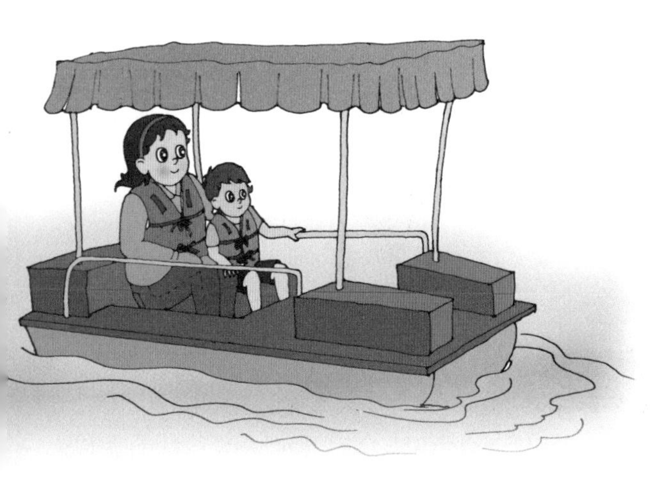

水上活动需穿救生衣

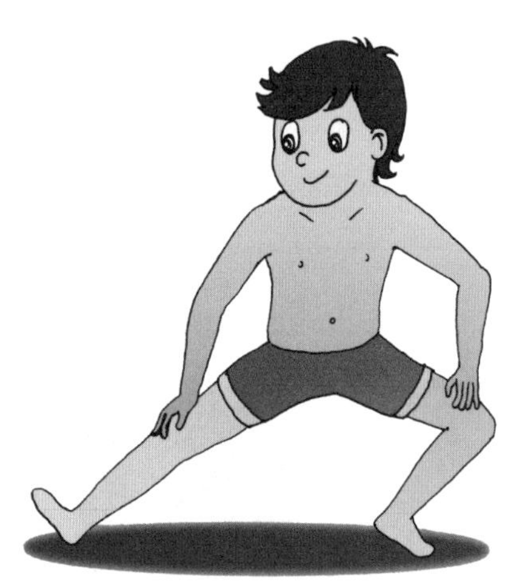

游泳前进行热身运动

小贴士

1. 孩子玩水或游泳的时候，一定要有成年人陪伴。
2. 孩子在水边玩耍时，陪同者要看紧孩子。
3. 有危险标志的地方，不要靠近。
4. 游泳之前，要充分做好准备工作。
5. 游泳的时候，要进行适度的休息。
6. 酒后绝对不能游泳。
7. 身体状况不好、睡眠不足以及疲劳状态下不要入水。
8. 不要单独到远处游泳。

雏鹰课堂 7

食物中毒急救

学习目标	掌握中毒的急救原则
建议适用人群	初中一年级以上
建议讲授方法	情景教学

1. 可能服用了毒物，需要了解以下情况

（1）吞食的时间。

（2）吞食的毒物名称。

（3）吞食的量。

（4）积极寻找相关线索，如可疑毒物的包装盒、容器等。

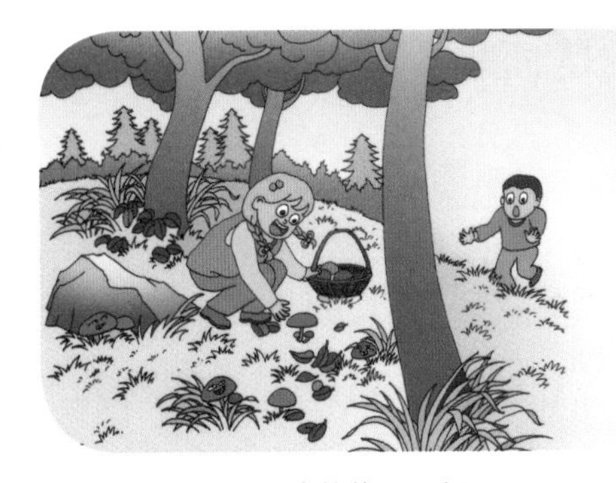

野外蘑菇采不得

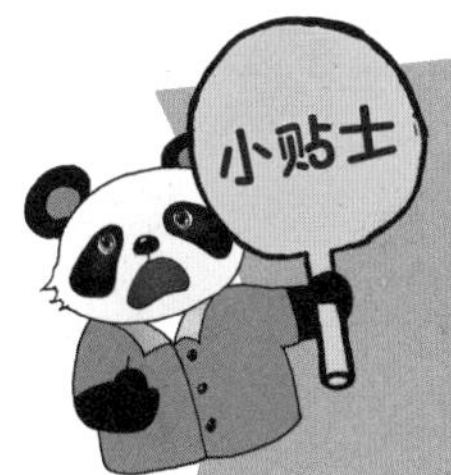

每年夏秋交替，会出现很多毒蘑菇中毒的患者，一定记得不要采路边的蘑菇。

2. 如何急救

（1）脱离中毒环境，脱去被污染的衣物。

（2）清洗皮肤、头发。注意禁止使用温水，以免造成皮肤血管扩张，加快残留毒物的吸收。

（3）食物中毒的患者，清醒状态下，应立即催吐，尤其是吞食了作用快、毒性强的食物后，催吐很重要，用手指刺激咽喉后壁，进行催吐。第一次呕吐后，可饮用清水 300ml 左右，再次催吐。注意保护救助者，避免呕吐物喷到救助者身上。

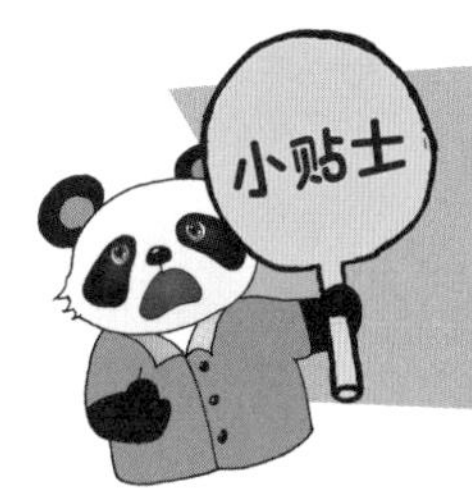

学龄前儿童不宜施行。如果你不会，我们不推荐催吐。

（4）只要发现食物中毒，应立即将中毒者就近送往医院，不要在现场耽搁时间。

3. 以下情况不能催吐

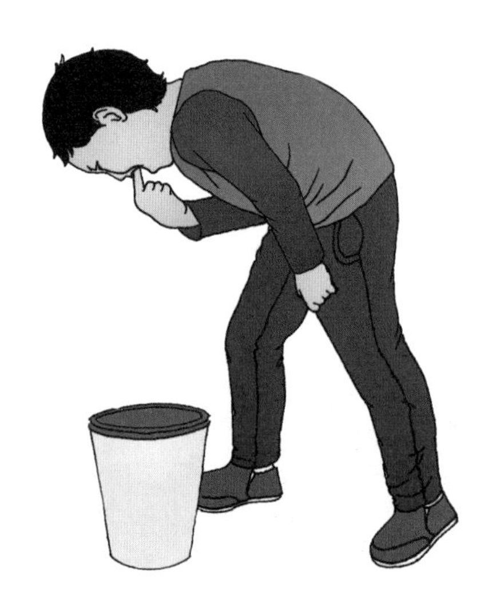

（1）昏迷、意识不清的患者。

（2）服用了腐蚀性物质。

（3）服用强酸、强碱，如洁厕剂等。

（4）不能用盐水来催吐。

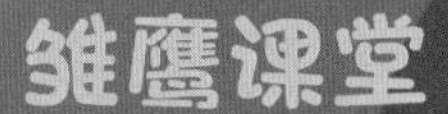

8 动物咬伤急救

学习目标	掌握动物咬伤的急救处理
建议适用人群	小学一年级以上
建议讲授方法	情景教学

宠物咬伤，有细菌、病毒、寄生虫等感染的风险。最主要的危害是有狂犬病毒感染的隐患。

1. 什么是狂犬病

狂犬病是一种由狂犬病毒侵犯中枢神经系统而引起的人畜共患的急性传染病，民间俗称疯狗病、恐水病。一旦发病，死亡率几乎百分之百。如果被携带狂犬病病毒的动物抓伤、咬伤或者舔了破损的皮肤，就可能感染狂犬病。

2. 宿主动物有哪些

感染狂犬病毒的狗、猫、牛、狼、蝙蝠、狐狸等。

3. 狂犬病的表现

（1）潜伏期：2～4 周，有些可达数年。潜伏期中，感染者没有任何症状。

（2）前驱期：出现全身不适、发热、感觉异常。

（3）兴奋期：即痉挛期。出现“四怕”，即怕光、怕声、怕水、怕风，且不能被人控制。

（4）昏迷期：弛缓性瘫痪表现，迅速进入昏迷状态，死于呼吸衰竭、循环衰竭。本阶段病程一般不超过 24 小时。

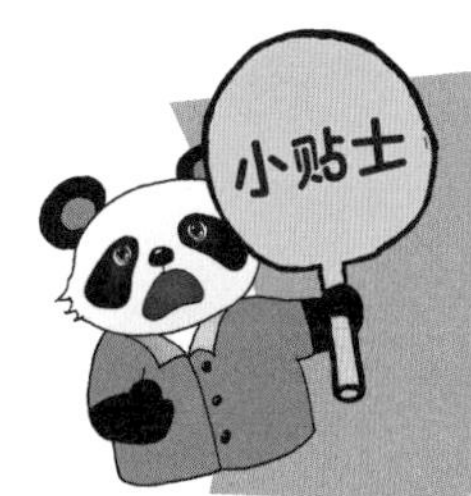

从感染病毒到发病有潜伏期，因受伤部位、受伤程度、个人体质等因素，从几天到几年不等。

4. 咬伤后急救处理

（1）立即冲洗。用有一定压力的清水或 20% 的肥皂水彻底、持续冲洗。这样能冲走 90% 的病菌。

（2）不断用碘伏冲洗。

（3）不包扎伤口。

（4）立即到医院。注射狂犬病疫苗和免疫球蛋白。及时避免发病，越早越好。

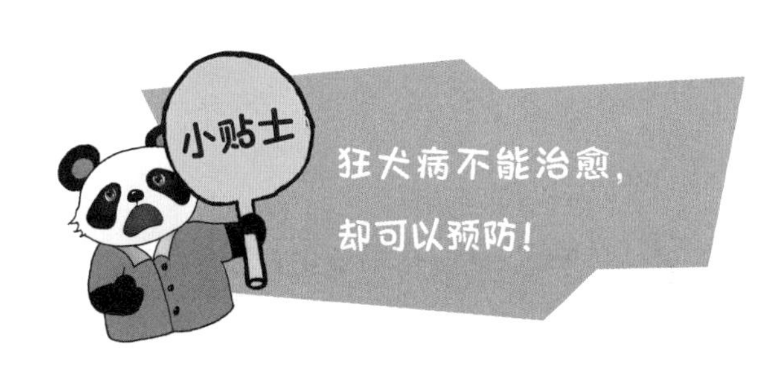

5. 预防

（1）家里养的猫和狗必须接种狂犬病疫苗。

（2）在外不能追流浪猫、流浪狗。

（3）动物在睡觉、进食、哺乳时，应避免靠近。

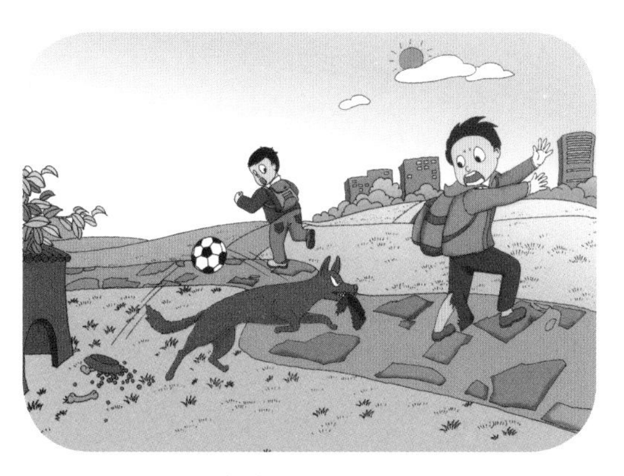

在外不惹流浪狗

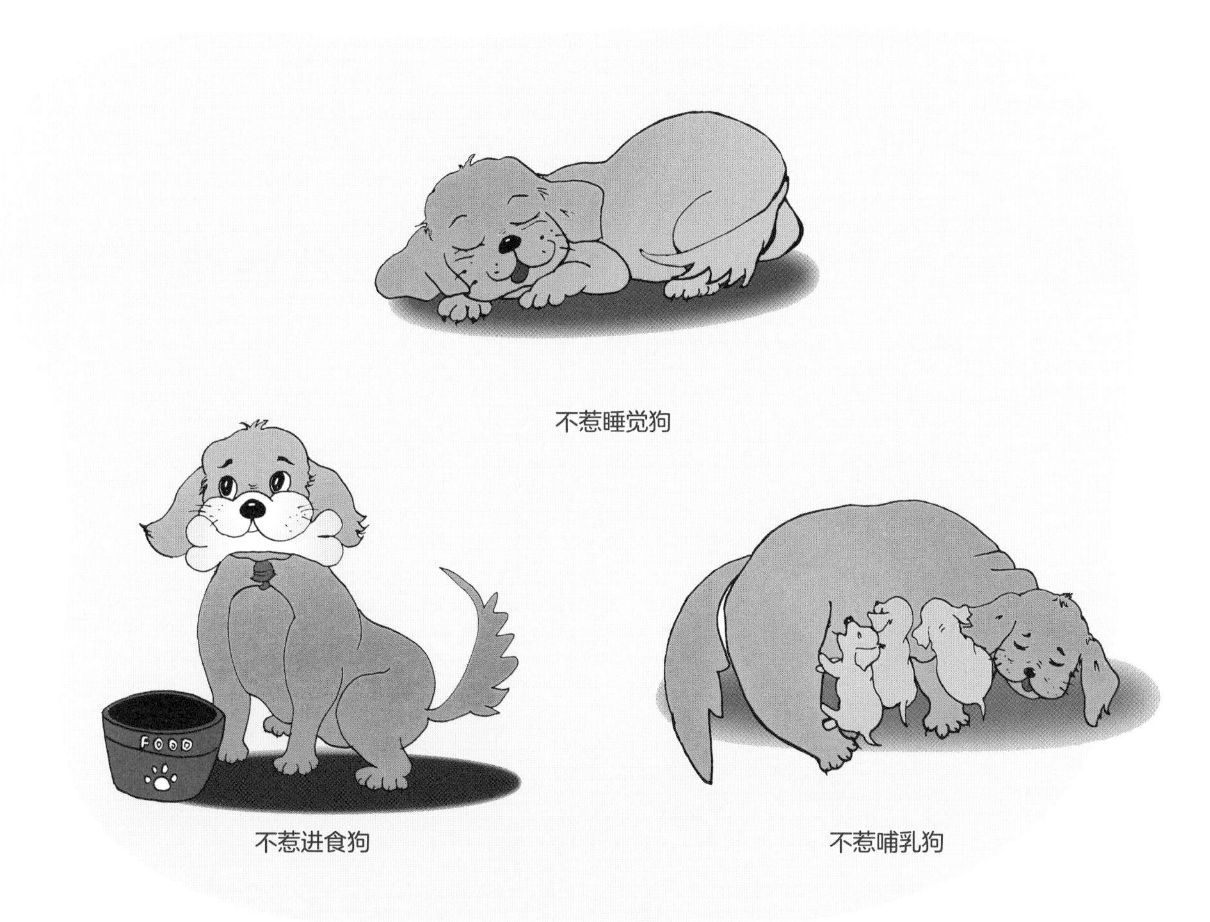

不惹睡觉狗

不惹进食狗

不惹哺乳狗

第七部分

灾难逃生

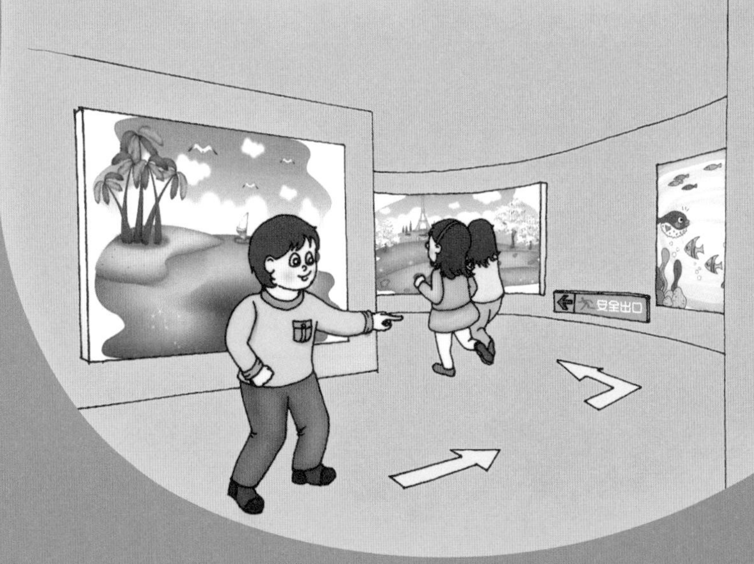

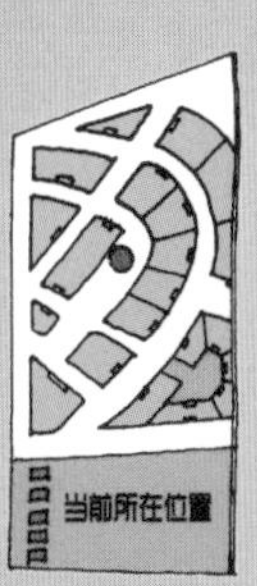

依据《现代汉语词典》（第 7 版）中的解释，“灾害”是自然现象和人类行为对人和动植物以及生存环境造成的一定规模的祸害，如旱、涝、虫、雹、地震、海啸、火山爆发、战争、瘟疫等。“灾难”是指天灾人祸所造成的严重损害和痛苦，更注重人的个体感受！对于公众而言，事件发生后的损害和个体感受更为关键。本书希望通过普及一些应对灾难性事件的科学方法，告诉人们，面对突发事情时，我们要用正确的方法应对，从而最大限度降低损害和减轻心理上的负面影响。

1. 灾害的分类

灾害的分类

灾害类型		致灾因素
自然灾害	地质灾害	地震、火山
	水文灾害	洪水
	气象灾害	台风、龙卷风
	气候灾害	干旱、森林火灾
	生物灾害	传染病疫情、虫害
人为灾害	技术灾害	交通、工业意外
	复杂性灾害	战争

2. 什么是灾难救援“三七分”理论

灾难救援强调“三分救援、七分自救；三分急救、七分预防；三分业务、七分管理；三分战时、七分平时；三分提高、七分普及；三分研究、七分教育”。可以看出，灾前备灾、防灾，灾时自救、互救，灾后重建，公众可以起到非常重要的作用，所以我们应该大力普及灾难逃生的相关知识，让亿万民众参与灾难救援。

3. 公众应该怎么做

（1）灾前：做好防灾、备灾。

（2）灾时：及时逃生，并参与救灾。

（3）灾后：重建。

其中，最重要的是备灾和逃生。接下来我们将进一步阐述。

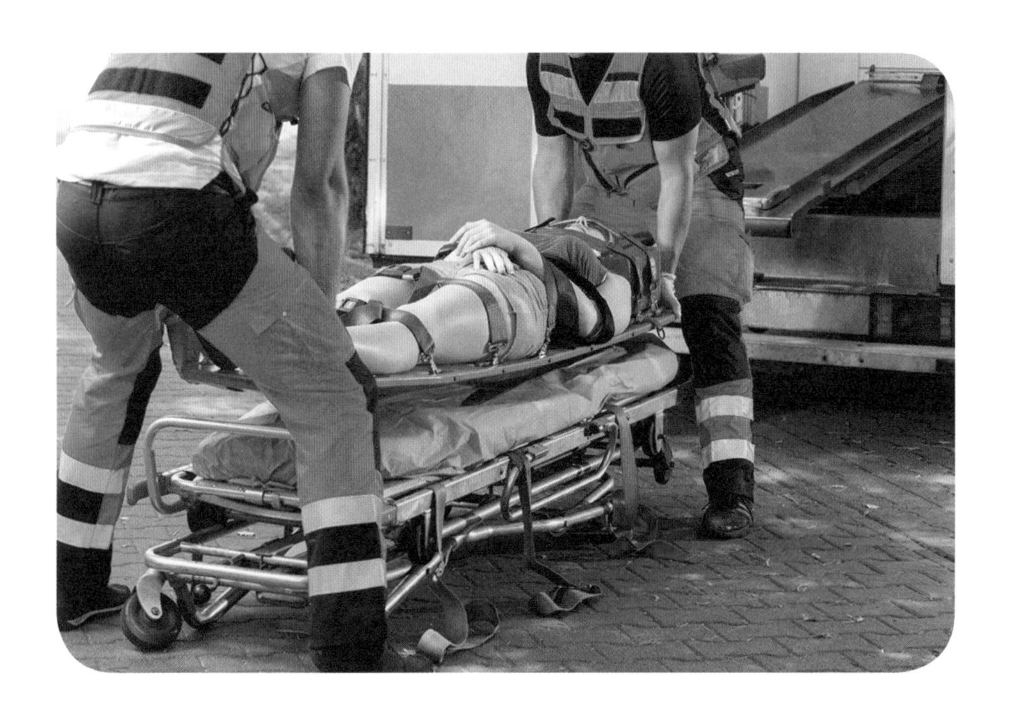

雏鹰课堂

1

个人与家庭备灾

学习目标 ▶ 掌握个人、家庭备灾的重要性及过程

建议适用人群 ▶ 所有家庭成员

建议讲授方法 ▶ 情景教学

个人与家庭备灾

当灾害发生时，可能持续数小时，甚至数日，你生活的社区基础设施遭到破坏，水、电、食品等生活急需品的供应中断，你和家人走散了，这时你该怎么办？所以家庭成员在灾害发生前需要积极规划、共同防备。

1. 个人和家庭备灾计划要做好哪些事情

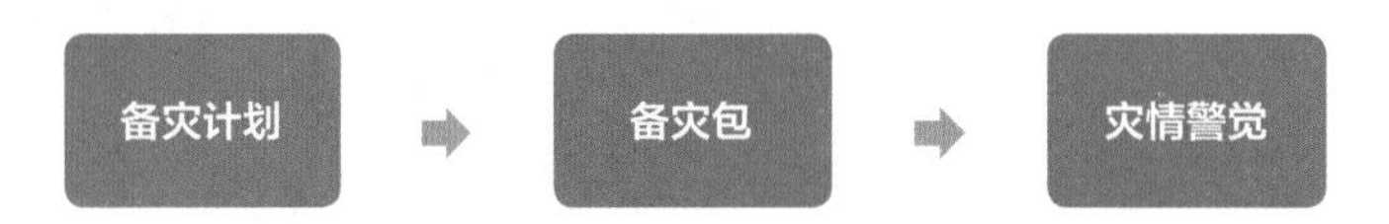

2. 备灾计划表

请全家围坐在一起，填写下面这张备灾计划表。

家庭备灾计划表

序号	问题	举例
1	你所在的地方可能会发生什么风险	如地震、火灾等
2	家庭成员短时间内如何保持联系	确定一个室外的集合地点，并留下记号
3	家庭成员长时间内如何保持联系	确定一个外地的亲戚为“紧急联系人”
4	为每位家庭成员准备紧急联系卡	见下表
5	画一幅家庭平面图，制订逃生路线	一起商量，并模拟一次逃生
6	家里有没有需要安装的安全设施？放在哪里	灭火器、一氧化碳探测仪
7	检查家中有无安全隐患	如玻璃柜
8	嘱咐成人掌握关水、关电、关闭煤气总闸的要领	操作一下

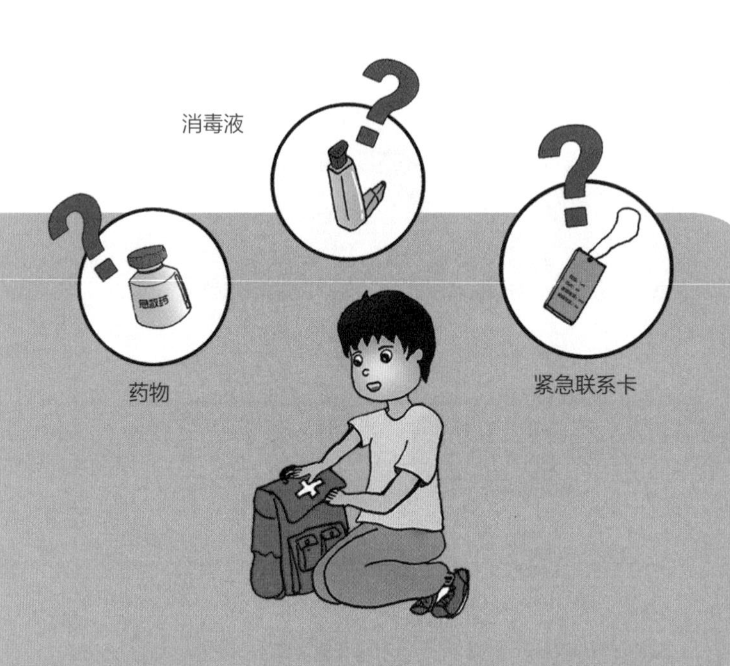

紧急联系卡

第一联系人	第二联系人
姓名	姓名
电话	电话
工作单位	工作单位
附近会合地点	附近会合地点
城内会合地点	城内会合地点
城外会合地点	城外会合地点

3. 备灾包

一般准备 72 小时紧急备灾包。全家继续梳理下面这张备灾清单上的物品，你们是否都有，备灾包共同商定放置位置。

家庭备灾包清单

序号	物品种类	物品	家庭拟准备物品
1	基本生存物品	饮用水:每人每天 3 ~ 4 瓶 500 毫升矿泉水 食品:饼干、干果、罐装食物	
2	清洁物品	牙膏、牙刷、毛巾、肥皂、卫生纸、卫生巾、湿纸巾、塑料袋、手部消毒液	
3	个人用品	抗寒衣服、保暖毯、雨鞋、雨伞、袜子、头盔、棉布手套、防滑鞋	
4	日用品	手电筒、手机充电器、纸、笔	
5	应急小工具	口哨、收音机、打火机 / 防水火柴、多用军刀、绳子	
6	医疗用品	急救用品:消毒水、棉签、纱布、绷带、创可贴、手套、口罩 药品:日常用药,如止泻药、退烧药、抗生素等	

7	重要文件 / 复印件	身份证、病历本、银行卡或保险单号码
8	现金	纸币
9	紧急联系卡	紧急联系卡
10	其他特殊需求	婴儿尿片、奶瓶、奶粉；老人常备药品、眼镜、拐杖、助听器……

4. 提高灾情警觉

要及时获取权威机构或政府部门发布，或委托新闻媒体发布的灾情预警信息，如要懂得天气预报中不同级别的警告，知道不同情况下应采取的行动，将你学到的信息、知识与家人、朋友分享。

雏鹰课堂

2 现场快速检伤分类

学习目标	了解和协助现场医疗急救
建议适用人群	高中一年级以上
建议讲授方法	情景教学

1. 现场快速检伤分类主要运用在哪些地方

当一场重大的灾害事故发生时，如地震、车祸、火灾等，常引发大规模的伤亡事件，伤员数量多，伤情复杂，医疗救援力量严重不足，尤其是事发初期，就需要对伤员进行检伤分类，尽量为最多的伤者提供最有效的救治。

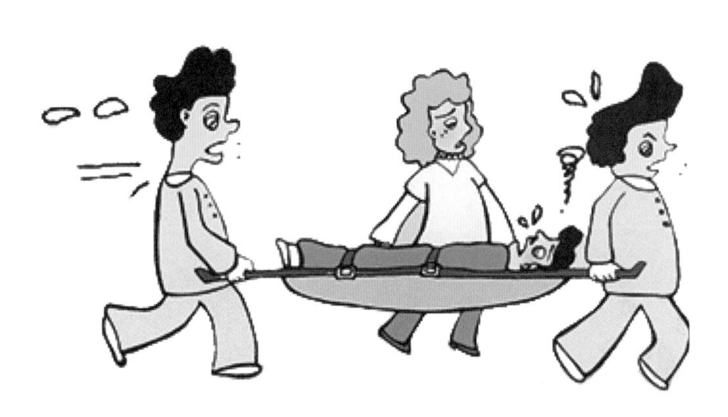

2. 各种颜色分别代表什么伤员

检伤分类是将重大灾害事故现场的伤者，按照伤情的轻、重、缓、急进行区别，以便有序开展现场急救。

伤情标识卡

颜色	伤情程度	基本情况
红色	重伤员	如果几分钟至几小时内未采取措施，就会发生死亡
黄色	中重伤员	伤情较红色轻，但如果 6 小时内不处理，大多会走向红色
绿色	轻伤员	轻伤，基本能自行离开
黑色	死亡伤员	

3. 现场一般采用哪种检伤分类方法

我们采用 START 检伤分类流程，其核心是依据能否行走、呼吸频率、有无脉搏和意识状况 4 个方面进行评估。徒手操作，方便易行。

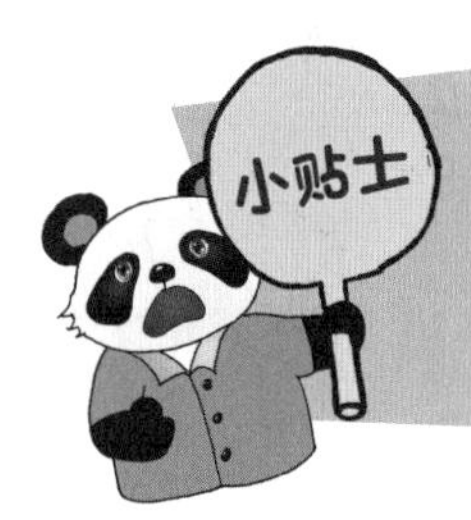

伤情是变化的，别忘了每隔 5 ~ 15 分钟评估 1 次。

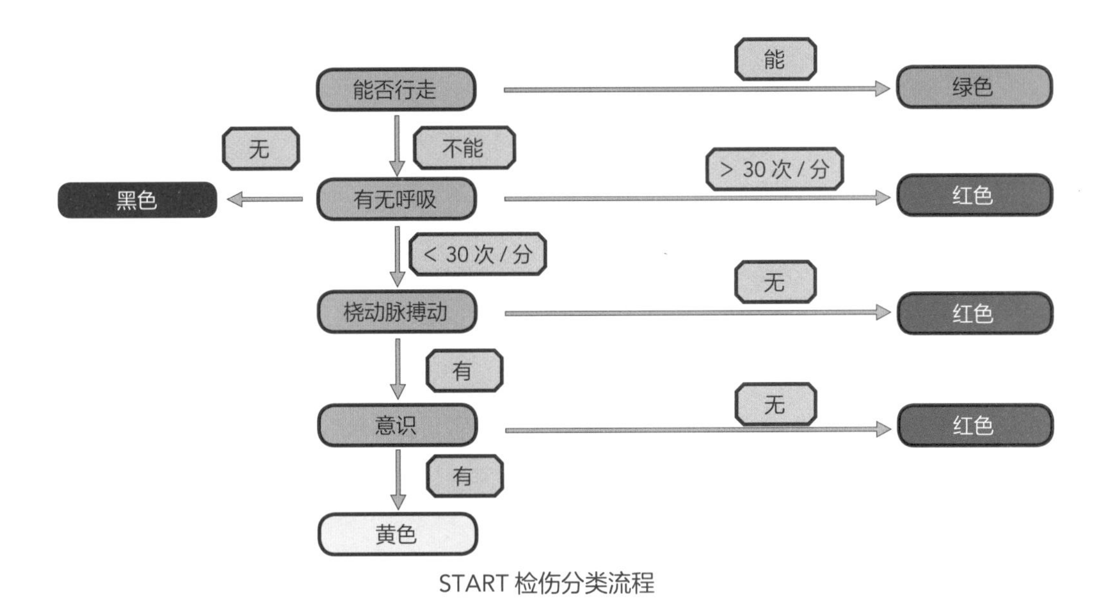

START 检伤分类流程

4. 思考题

利用我们已经学习的知识，请将下面几位伤员分到对应的救治区。

（1）一伤者埋于石头下没有呼吸。

（2）一伤者坐在地上，高呼“快来救救我”，感到颈部疼痛、下肢骨折。

（3）一名女性，手部外伤，有血迹，怀中抱着一个小婴儿。

（4）一伤者腹部膨隆、出血。

答案：黑、黄、绿、红

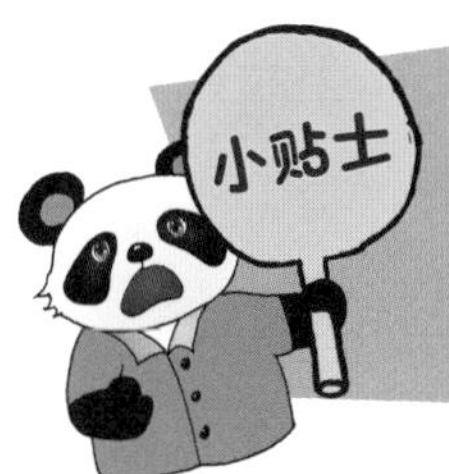

不同的伤情要采取不同的处理方案，请在现场配合专业人员进行施救。

雏鹰课堂

3

地震逃生

学习目标	掌握地震发生时的逃生技能
建议适用人群	所有家庭成员
建议讲授方法	情景教学

一、地震及救援

之前我们了解了防灾、备灾的知识，接下来我们要学习灾难逃生。

地震，又称地动、地震动，是地壳快速释放能量的过程中造成地壳震动，期间会产生地震波的一种自然现象。全球每年发生地震约 550 万次。地震对人类生命和财产安全构成极大威胁，为群灾之首。

1. 地震前的预兆

地下水位变化、电磁场异常以及地光、地声的异常，还有动植物行为的异常，比如鸭不下水、鸡上树、鸽子震前不回巢、鱼儿惊慌水面跳、牛马不进圈等。

2. 地震的等级代表什么意思

地震等级是用来表示地震大小的单位，它根据地震时地面及建筑物受影响和破坏的程度（即地震烈度）进行划分。2008 年，汶川大地震就是 8 级大地震，造成 87476 人死亡，近 4600 万人受灾。

3. 地震发生前我们如何准备

（1）检查备灾计划做好了没有，进行逃生演练。

（2）检查备灾包：急救药品、照明工具、收音机、文件、鞋、饮用水、食品、口哨。

4. 地震发生瞬间的自救

（1）基本原则为“停、跑、停”：大震无法跑，小震无需跑，所以感觉震动时，就近躲避；不晃后立即往下一个安全地点转移。感觉下一次震动时躲避，不晃后继续转移。迅速撤离到安全地方，是应急避震较好的办法。

（2）“救命三角”，可称其为避震空间。当建筑物倒塌落在物体或家具上的顶面，重力会撞击这些物体，使得靠近它们的地方留下一个空间。这个空间就称为“救命三角”。

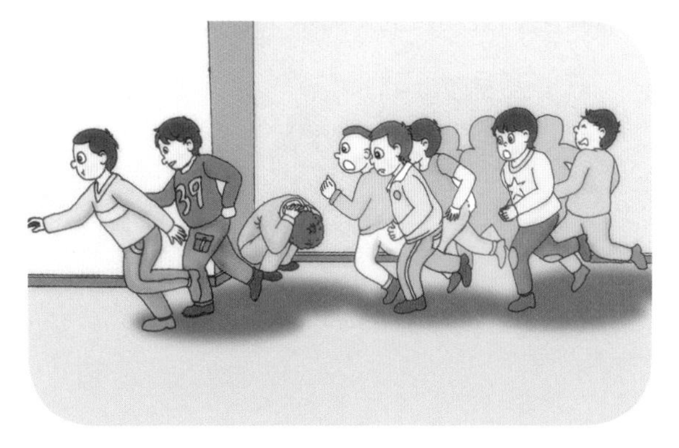

（3）高楼避震三大策略

1）震时保持冷静，震后走到户外。

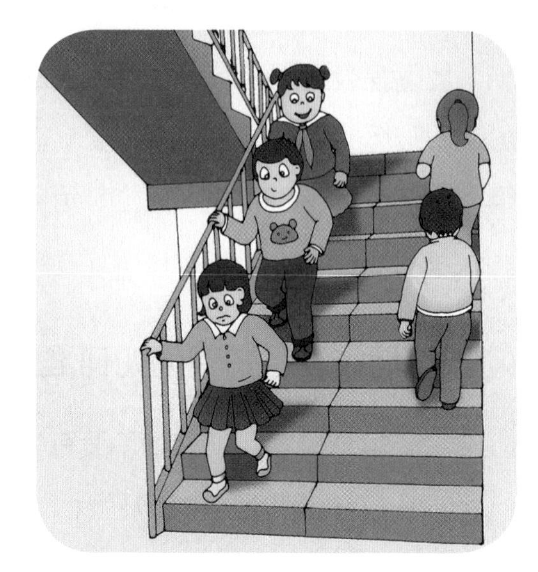

2）选择合适的避震位置，根据建筑物布局和室内状况，寻找三角空间。

3）近水不近火，靠外不靠内。

（4）户外避震原则

1）要避开高大建筑物，迅速离开立交桥。

2）切忌乱逃，要保持冷静，就地择物（如排椅、柜架等物）躲避，伏而待定，然后听从指挥，有序撤离。

3）在有毒气的化工厂区域内，要朝污染源的上风处跑，以免中毒。

4）狭窄街道不要去。

（5）被困时如何自救

1）保持头脑清醒，设法将手脚挣脱出来，消除压在身上的物体，尽快捂住口鼻，防止烟尘窒息，等待求援。

2）若无力自救脱险时，应尽量减少体力消耗，等待救援。

3）避免大声呼救。

5. 地震时如何相互救助

（1）注意听被困人员的呼喊、呻吟、敲击声。

（2）根据房屋结构，确定被困人员的位置，再行抢救，以防止意外伤亡。

（3）先抢救建筑物边沿瓦砾中的幸存者，及时抢救那些容易获救的幸存者，以扩大互救队伍。

（4）容易获救的是医院、学校、旅行社、招待所等人员密集的地方。

（5）救援首先应使头部暴露。迅速清除口鼻内尘土，再行抢救，不可用利器刨挖。

（6）对于埋压在废墟中时间较长的幸存者，首先应输送饮料，然后边挖边支撑，注意保护幸存者的眼睛。

（7）对于颈椎和腰椎受伤的人，施救时切忌生拉硬抬。

（8）一息尚存的危重伤员，应尽可能在现场进行救治，然后迅速送往医院和医疗点。

二、试一试

你正在看书时，发生地震了，请问怎么自救？

第一步：就地寻找一个最好的“救命三角”躲避。

第二步：不摇晃了，马上拿到你的备灾包，如果没有，立即跑往下一个安全地点。

第三步：又震动起来，马上再寻找一个“救命三角”。

第四步：跑出楼房后，往哪里跑？应跑往你家附近的受灾避险地，比如公园。

第五步：你和家人商量好了在哪里集合吗？你找得到他们吗？

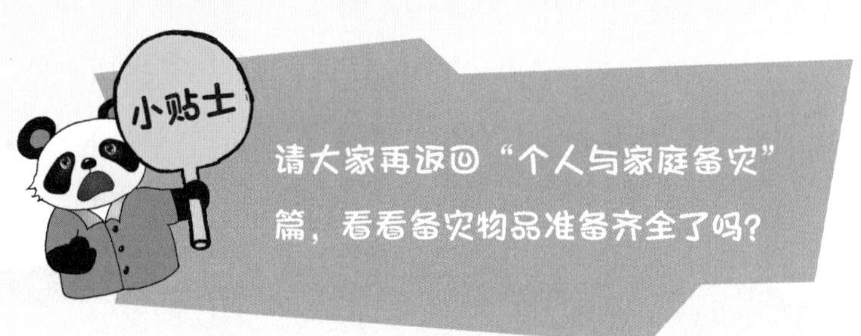

地震来，忌外跑，三角地，就近找。
家首先，卫生间，次安全，厨房间。
第三名，承重墙，第四名，实木床。
办公室，君莫忘，最安全，电梯旁，混凝土，有保障。
次安全，柱子旁，材质好，承重强。
第三名，卫生间，第四名，桌椅旁。
不近火，近水好，若被困，敲管道。

——中国国际救援队《地震避险三字经》

雏鹰课堂 4

火灾逃生

学习目标 ▶ 掌握火灾发生时的逃生技能

建议适用人群 ▶ 所有家庭成员

建议讲授方法 ▶ 情景教学

火灾常见人为或自然灾害（如山林大火）。人为火灾的原因有乱玩火柴、打火机、蜡烛，忘记关燃气灶的阀门，在树林或者易燃物多的地方放爆竹，不正确地使用电器等。

1. 火灾引起死亡的主要原因是什么

造成火灾死亡的 3 大原因为窒息、烧伤及跳楼摔伤。其中在火灾中因浓烟呛死者是烧死者的 4 ~ 5 倍。因为浓烟会挡住视线，导致人无法辨认逃离方向，并且浓烟中的主要成分是一氧化碳和二氧化碳，二氧化碳浓度超过 7%，吸入两口即会导致窒息。

小贴士
请注意火场浓烟吸入两口就会导致窒息、死亡。

2. 认识火灾的发展以帮助逃生

火灾分为初期、中期、旺盛期和衰退期。美国国家防火委员会实验显示：着火 2 分钟后，报警器响；3 分钟后，室内温度高达 260℃，房间内充满毒烟；4 分钟后，楼梯过道不能通行。因此在这种情况下，重大火情发生时，逃生时间只有 2 分钟。

3. 判断是大火还是小火

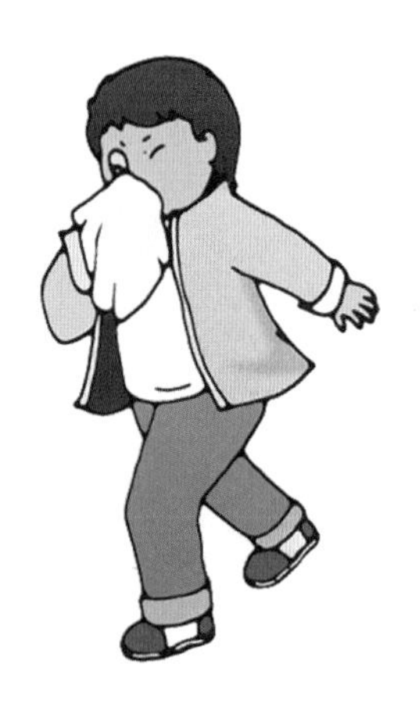

（1）小火使用灭火器，协助灭火。

（2）大火立即逃离现场。

距离火源 5 米远能感到脸上发烫，就是大火。

4. 火灾自救

（1）立即报警别迟疑。

（2）跑还是不跑。

家庭火灾自救表

火灾情况	应对反应
自己家起火，无法扑灭	跑
别人家起火，有可能烧到自家或浓烟已经扩散过来	跑
不是自己家着火，楼梯没有堆放可燃物、毒气也进不来	不跑
不是自己家着火，楼梯间内已经充满浓烟	不跑

（3）向上跑还是向下跑：要注意起火楼层，如果明确起火点高于你所在楼层，就沿消防通道向下跑。如果低于你所在楼层，就根据情况锁定在一个合适的房间。

（4）怎么跑：淋湿身体，压低身体，甚至匍匐前进，按照安全指示灯的指示逃生。使用自制湿毛巾防护，将毛巾叠成 8 层，沾湿后拧干（一滴水都不要有），这样的防护可以安全跑 3 分钟。（如果出口就在面前，条件不具备，不要拘泥形式，最好立即打湿衣物，捂上口鼻逃生。）

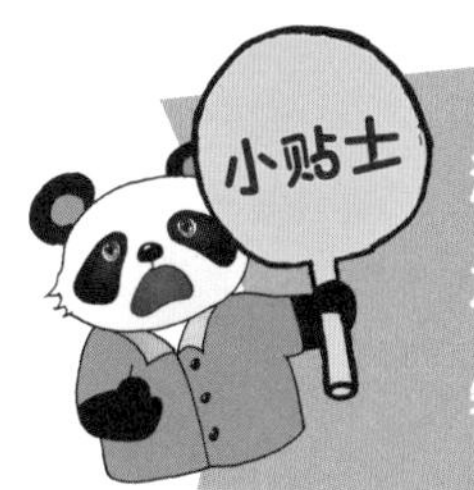

湿毛巾绝不是万能的，可以滤过烟气中碳粉等颗粒，但不能滤掉一氧化碳等有毒气体。所以在浓烟中只有 3 分钟逃生时间。

（5）烟大火猛不能跑，锁定在一个房间，等待救援三要素。

1）堵门缝。

2）向门上泼水。

3）发信号。然后在阳台或窗口挥动鲜艳的衣物、夜间使用手电筒等引起有关人员注意。

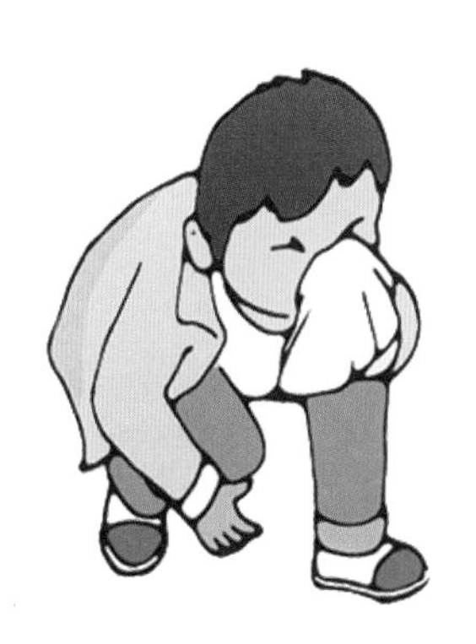

5. 火灾注意事项

（1）为防止火灾沿电气线路蔓延，一般用电设施都要断电，所以在高楼火灾撤离时，千万不要乘坐电梯逃生，以免发生意外。

（2）火灾袭来时要迅速逃生，不要贪恋财物，以免丧失最佳逃生时间。

（3）火场逃生切勿轻易选择跳楼逃生，避免造成不必要的意外伤害，3 楼以下必须要跳楼时，先扔下床垫，跳到床垫中间。

（4）学校或者公众场所发生火灾时，一定不要惊慌，切忌到处乱跑，避免发生踩踏事件，要按照工作人员或者安全指示灯的指引有序逃生。

（5）乘坐公共交通工具发生火灾时，可以使用逃生锤砸碎车窗，逃生锤一般安放于汽车等封闭舱室内容易取到的地方，固定在塑料卡槽上。使用逃生锤圆锥形的尖端敲击玻璃边缘的 4 个角，在距离窗框大约 5cm 的 4 个区域附近敲击就能很快把玻璃敲碎。

（6）不要向着光亮的地方跑，那是火势最猛烈的地方。

6. 备灾、防灾

（1）每个家庭需要定期检查家中的电线安全，及时更换老化线路。

（2）准备防灾 5 宝：家用灭火器，阻燃静力绳，手电筒，灭火瓶，防毒面具。

小贴士
火场逃生，跑不跑，怎么跑，一定要结合当时的情况。

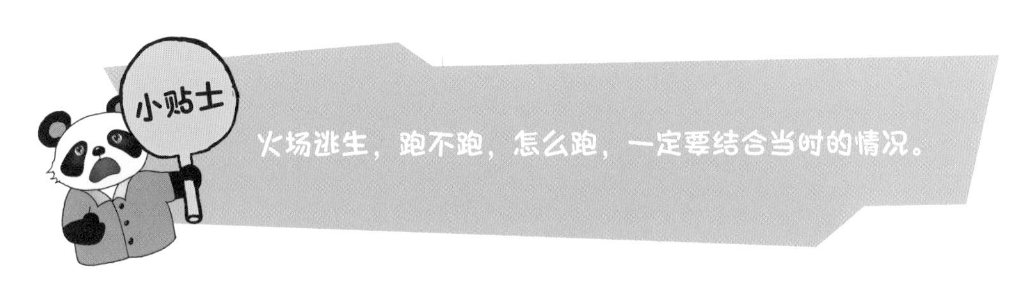

试一试

用水把毛巾浸湿，捂住口鼻，试一试毛巾湿润到什么程度，才能既不影响你的呼吸，又能起到隔离烟雾的作用。

雏鹰课堂 5

水灾逃生

学习目标 ▶ 掌握水灾发生时的逃生技能

建议适用人群 ▶ 所有家庭成员

建议讲授方法 ▶ 情景教学

水灾是最常见的自然灾害，约占所有自然灾害的一半以上。水灾主要由暴雨引起。

1. 中国气象预报中暴雨预警信号分几级

我国气象部门规定，24 小时降水量为 50mm 或以上的雨称为“暴雨”，根据降水强度大小，将暴雨预警分为 4 级。

（1）蓝色：12 小时内降雨量将达 50mm 以上，或者已达 50mm 以上且降雨可能持续。

（2）黄色：6 小时内降雨量将达 50mm 以上，或者已达 50mm 以上且降雨可能持续。

（3）橙色：3 小时内降雨量将达 50mm 以上，或者已达 50mm 以上且降雨可能持续。

（4）红色：3 小时内降雨量将达 100mm 以上，或者已达 100mm 以上且降雨可能持续。

2. 水灾逃生

（1）室内人群：如果政府没有组织撤离，且短时间内不会淹没住处，请你留在室内，不要因为好奇去看大风大浪而将自己置于危险的境地。

（2）地下工作者：尽快回到地面上。

（3）室外人群：尽快回到室内。

（4）驾车时车在水中熄火，应立即弃车。不要试图驱动抛锚的车，也不要企图穿越被洪水淹没的公路，这样容易被水困住，非常危险。

（5）避难时：要几个人结伴行动，建议穿系带鞋，并能保护全脚的鞋。水没过膝盖前迅速转移，当水要腰部后移动会非常困难。逃生时避免落入水中。

3. 被困的求救方法

（1）利用眼镜片、镜子在阳光照射下的反光求救。

（2）夜间用手电筒及火光发出求救信号。

（3）发现人员，应挥动鲜艳的衣物、红领巾等物品发出求救信号。

4. 遇到泥石流怎么办

（1）泥石流是暴雨、冰雪融化等水源激发产生的洪水，并含有大量的泥沙、石块等固体碎屑物，是山区最严重的自然灾害，常发生在山区以及地震、火山等多发区，易发生于松散泥石区域以及短时积聚大量水的山体。

（2）预防：雨季来临时，千万不要去山谷和河沟底部露营。出门旅游，应及时了解当地的天气状况。

（3）逃生：应立即向泥石流流动的两侧逃离，向与泥石流成垂直方向的两边山坡高处爬。离泥石流发生地段较远处的安全高地及河谷两岸的山坡高处，相对安全。如果来不及逃跑，要尽快就地抱住河岸上的树木。

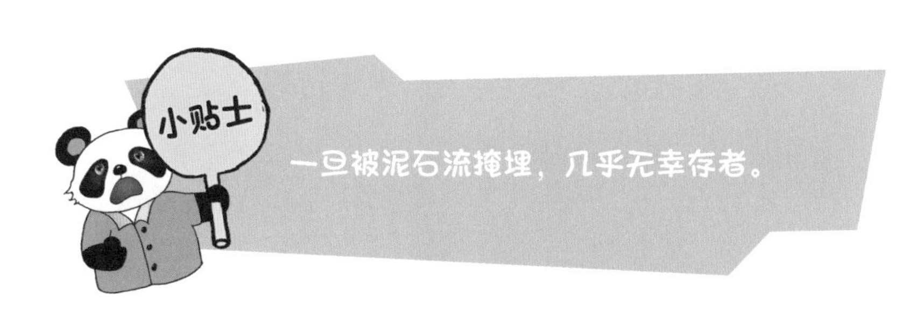

雏鹰课堂 6

踩踏事故逃生

学习目标	掌握踩踏事故的预防
建议适用人群	所有家庭成员
建议讲授方法	情景教学

1. 踩踏事故经常发生的地点

球场、商场、狭窄的影院、酒吧等场所，以及集会、演唱会和游行等活动中容易发生踩踏事故。骚乱之中就可能引发踩踏，被踩的人根本无法再站立起来。

2. 踩踏伤亡的特点

损伤人数多、伤情重、多发伤多。

3. 预防

（1）看到人挤人的场景，尽量别靠近、别凑热闹。

（2）不能自我保护的低龄儿童，即使有家长陪同，也最好不要前往人多的集中场所。

（3）还没陷入人流时，如果旁边有商店，进去避一避。

4. 陷入人流中，我们应该怎么办——“别绊倒，靠墙壁”

（1）保持镇定，保持站立，防止摔倒。如果鞋子掉了或鞋带散了，正常反应是去穿鞋或系鞋带，而身体前倾易使身体不稳定，是造成踩踏事故的原因。

（2）顺着人潮移动的方向走，切不可试图超过别人，更不能逆行。

（3）如果不幸被挤倒，则要设法靠近墙角，采用侧卧姿势。身体蜷缩为球状，双手十指相扣在颈后，紧抱后脑，双肘向前护住太阳穴，双膝前倾，以保护身体最脆弱的部位。

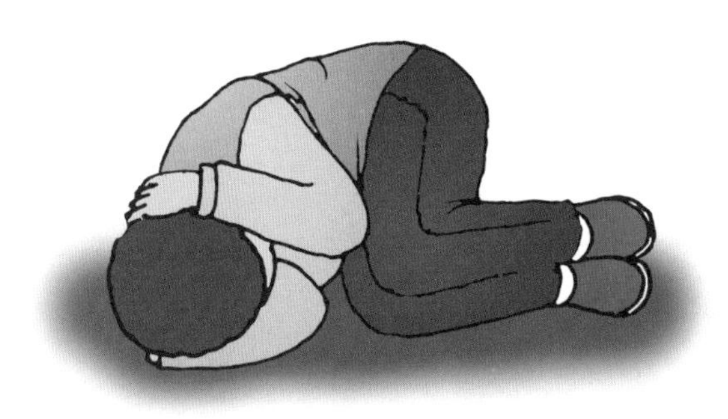

侧卧屈曲

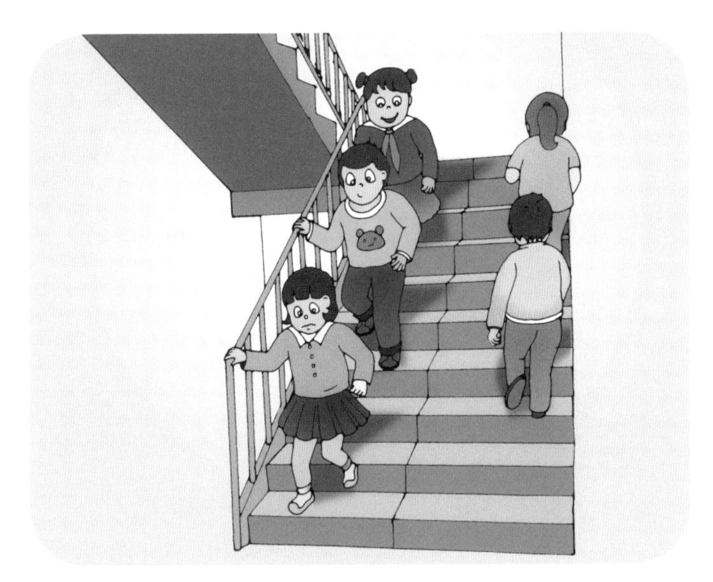

有序排队

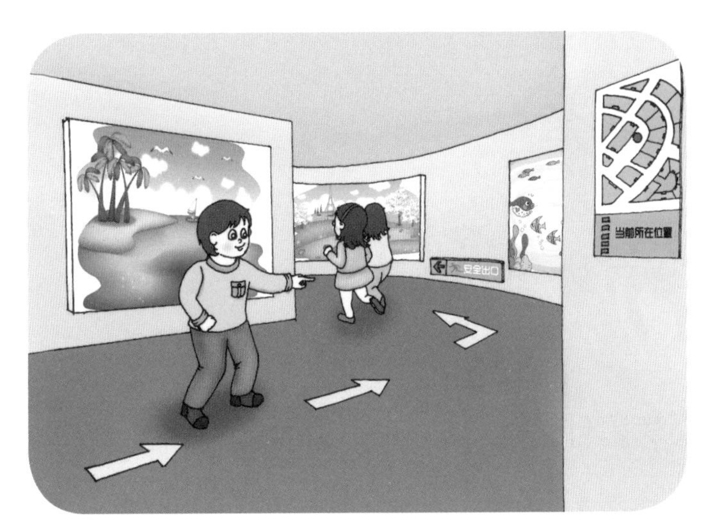

走安全通道

雏鹰课堂

7

呼吸道传播疫情防控

学习目标	掌握正确地戴脱口罩、正确的洗手方法
建议适用人群	所有家庭成员
建议讲授方法	实践教学

1. 典型案例

2020 年新型冠状病毒肺炎（简称新冠肺炎）疫情，封城、封国……我们一起经历了一场没有硝烟的战争。

2. 传染病是什么

传染病是因细菌、病毒、寄生虫等引起的具有传染性的疾病，能在人与人之间，人与动物之间传播流行。

3. 传染病在人群中传播、流行的基本环节

传染病的流行必须具备传染源、传播途径和易感人群 3 个基本环节。因此只要切断其中一个环节，就能有效地阻止传染病继续传播。

4. 流感是传染病吗

流感又称流行性感冒，是一种由流感病毒引起的急性呼吸道传染病。主要表现为急性高热、全身疼痛、乏力和呼吸困难等症状。1918 年，第一次世界大战结束，据统计持续了 4 年的战争导致 1000 多万人死亡，而当年更大的灾难——流感，却造成了至少 2000 万人死亡。

5. 什么是新型冠状病毒肺炎

新型冠状病毒肺炎也是一种由呼吸道病毒引起的急性呼吸道传染病。主要通过飞沫和接触，在人群中迅速扩散，引起流行。在人群密集、空气不够流通的场所，传染性会更强。

6. 如何预防

（1）控制传染源：病情好转前少出门，强制隔离。

（2）切断传播途径：保持室内空气流通。保持个人卫生，注意饮食安全。少去人多的地方，避免交叉感染。

（3）保护易感人群：加强体育锻炼，提高抵抗力。按照国家方针和医生建议，按时接种传染病疫苗。

7. 传染病的传播程度

传染病能一个传染两个，两个传染多个，不经意间就会传染给许多人。下面的一些方法和行为习惯可以有效地预防传染病。

（1）洗手是第一要素。

（2）文明喷嚏。

（3）正确佩戴口罩。

（4）少去人多密集的场所。

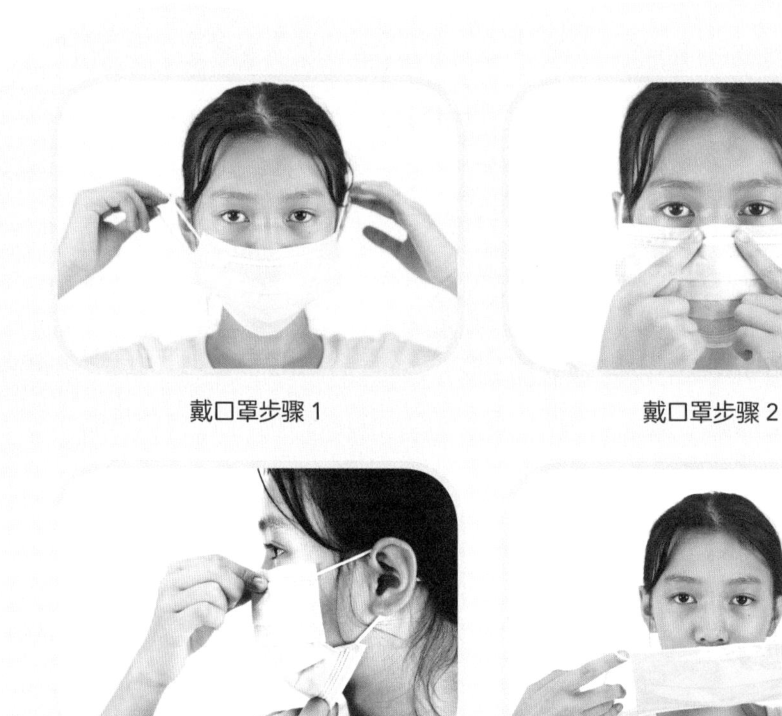

戴口罩步骤 1　戴口罩步骤 2

戴口罩步骤 3　脱口罩

脱口罩的方法更重要，请屏住呼吸，不要接触口罩的外层。

戴口罩的正确方法

第一步：打开口罩包装袋，将两端系绳挂于双耳。

第二步：双手食指均匀轻压鼻梁片，使口鼻与鼻梁紧密贴合。

第三步：将口罩完全拉开拉至下巴，确保口罩盖住自己的口鼻和下巴。

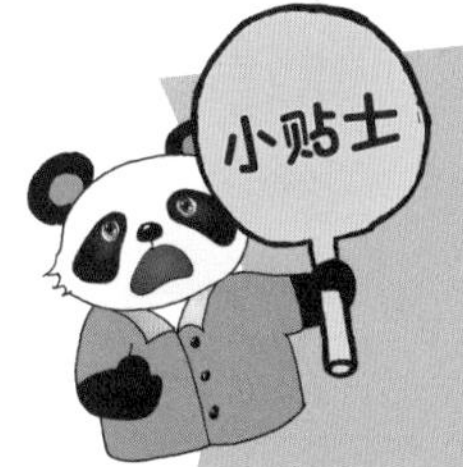

口罩的正确使用、储存和清洁或处理是保持其有效性的关键。戴口罩之前、摘口罩前后以及每次触碰口罩之后都要清洁双手。

脱口罩的正确方法

更重要的是脱口罩，请屏住呼吸，不要接触口罩的外层。因为口罩外层已被污染，因此脱口罩的方式也是非常重要的。

1. 脱下口罩时，请双手拿着耳带部分，然后反折，把外面那层包在内部，如果是织物口罩，则每天都要清洗，医用口罩则扔进垃圾桶。

2. 脱完口罩，一定要马上洗手。

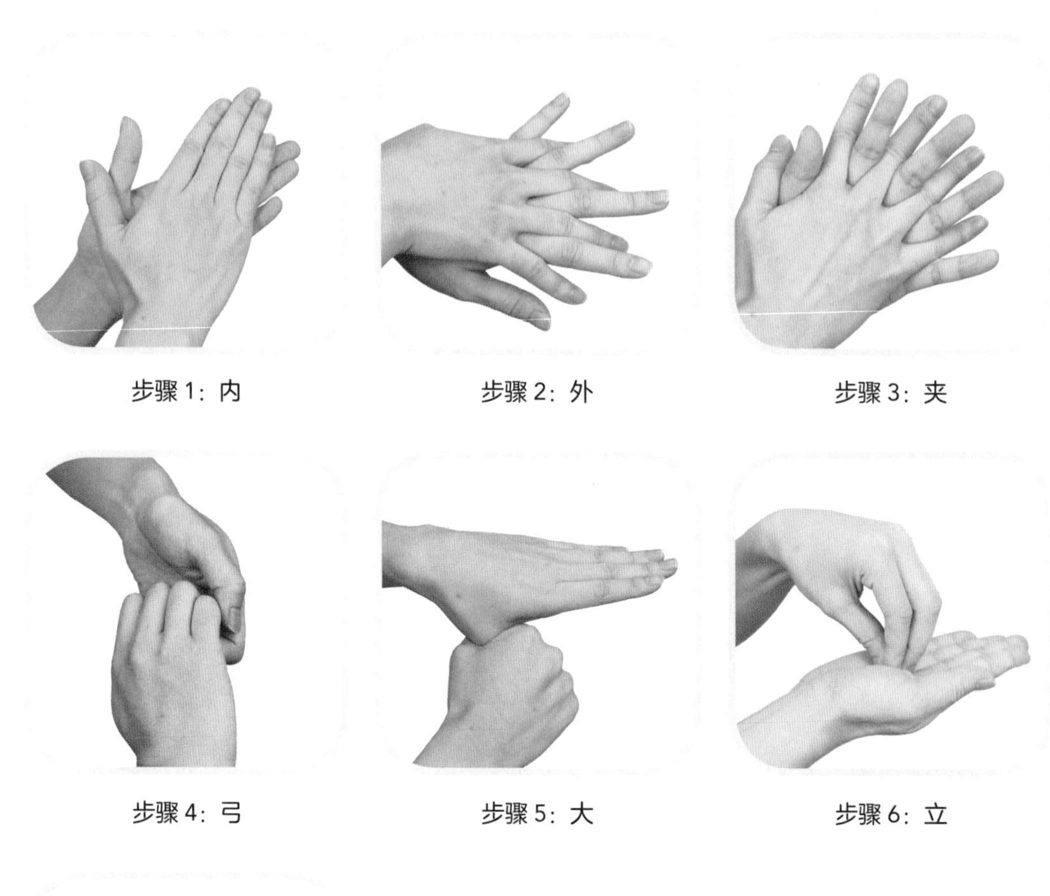

步骤 1：内　　步骤 2：外　　步骤 3：夹

步骤 4：弓　　步骤 5：大　　步骤 6：立

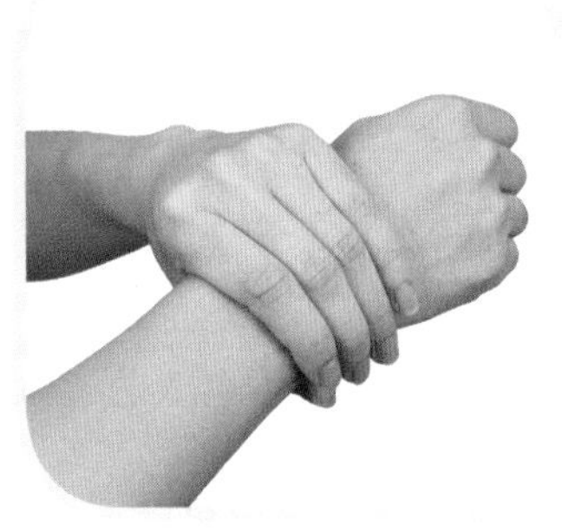

步骤 7：腕

按顺序，洗手掌、背侧指缝、掌侧指缝、指背、拇指、指尖、手腕，简称“内外夹弓大立腕”。

正确洗手方法

注意：洗擦时切勿冲水。洗擦后才用清水将双手彻底冲洗干净。

8. 想一想

我国专门防治和控制疾病流行的机构，叫什么名字；新型冠状病毒肺炎期间，我们做了哪些力所能及的事情？

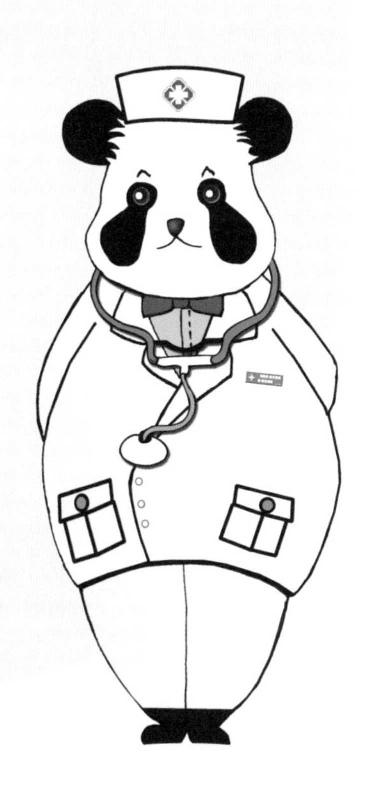

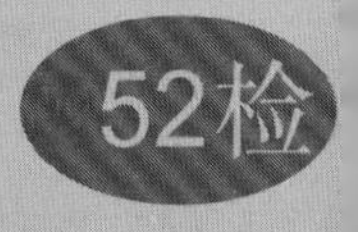
52检